Fabián Arias
Cristian Lagla
Bryan Vaca

DOENÇA ARTERIAL PERIFÉRICA

Fabián Arias
Cristian Lagla
Bryan Vaca

DOENÇA ARTERIAL PERIFÉRICA

DIAGNÓSTICO E TRATAMENTO

ScienciaScripts

Cover image: www.ingimage.com

This book is a translation from the original published under ISBN 978-620-2-11378-6.

Publisher:
Sciencia Scripts
is a trademark of
Dodo Books Indian Ocean Ltd. and OmniScriptum S.R.L publishing group

120 High Road, East Finchley, London, N2 9ED, United Kingdom
Str. Armeneasca 28/1, office 1, Chisinau MD-2012, Republic of Moldova, Europe
Printed at: see last page
ISBN: 978-620-5-74700-1

DOENÇA ARTERIAL PERIFÉRICA - DIAGNÓSTICO E TRATAMENTO

Introdução

A doença arterial periférica é uma condição caracterizada por uma diminuição do fluxo sanguíneo arterial posterior ao arco aórtico, secundária a um mecanismo obstrutivo, intrínseco ou extrínseco, e é principalmente causada por aterosclerose, que é causada por uma acumulação anormal de partículas lipoproteicas (LDL) e tecido fibroso entre a camada intimal e muscular da parede arterial. (1) As suas formas de apresentação incluem claudicação intermitente, dor em repouso (estas com alterações tróficas devido a isquemia, como a ulceração) e isquemia crítica dos membros inferiores. Muitos estudos têm demonstrado uma associação directa com o aumento da morbilidade e mortalidade cardiovascular e o desenvolvimento de doença arterial periférica (1,2). Um índice tornozelo-braquial (ABI) $\leq$0.90 está associado a mais do dobro das taxas de eventos coronários, mortalidade por eventos de CV e mortalidade total aos 10 anos. Após 5 anos, 20% dos doentes com claudicação intermitente (IC) desenvolvem enfarte do miocárdio (IM) ou AVC e a mortalidade é de 10-15%. O diagnóstico precoce e o tratamento adequado são de importância vital para minimizar estas complicações (1,3).

Fisiopatologia

A acumulação anormal de lípidos e tecido fibroso por baixo da íntima vascular pode levar ao estreitamento da luz do vaso; múltiplos factores contribuem para a patogénese da aterosclerose, incluindo disfunção endotelial, dislipidemia, factores inflamatórios e imunológicos e tabagismo (1).

O endotélio representa uma interface biológica entre o sangue e o resto dos tecidos, e tem propriedades como a regulação do tónus, crescimento e hemostasia. Quando ocorre uma disfunção endotelial, a libertação de óxido nítrico perde-se, diminuindo a sua acção anti-inflamatória e vasodilatadora. Simultaneamente, enquanto ocorre um processo inflamatório, a acumulação de LDL na parede arterial e as células endoteliais exprimem várias moléculas de adesão (VCAM-1, adhesins), que permitem a adesão de leucócitos com subsequente acumulação de macrófagos inflamatórios. (1,2) Estes leucócitos activados libertam enzimas proteolíticas e uma variedade de factores de crescimento de peptídeos e citoquinas que degradam as proteínas da matriz e estimulam células musculares lisas, células endoteliais e macrófagos. As células de espuma agregam-se então como efeito da deposição de macrófagos de LDL oxidado. Posteriormente, o cálcio acumula-se no ateroma com a expressão de células musculares e proteínas envolvidas na osteogénese. Assim, a deposição destes nas artérias dos membros inferiores leva a um estreitamento progressivo para formar insuficiência arterial. (1,3)

A obstrução arterial por lesões limitadoras de fluxo está subjacente às manifestações de doença arterial periférica nas extremidades inferiores. Num modelo de isquemia da procura, a claudicação intermitente reflecte um aumento inadequado da perfusão muscular esquelética durante o exercício.(2,3)

No entanto, várias linhas de evidência indicam que os condutores dos sintomas dos membros na doença arterial periférica são mais complexos. A doença aterosclerótica ocorre no contexto de múltiplos processos patológicos que interferem com a capacidade de exercício. Os mecanismos potenciais são detalhados na Figura 1 e as provas actuais que apoiam o papel da redução do fluxo sanguíneo, disfunção vascular, metabolismo muscular alterado, angiogénese alterada e activação inflamatória na produção de desconforto de membros e limitação funcional são discutidos nesta secção. (2,4)

Figura 1. Mecanismos fisiopatológicos da doença arterial periférica (Derivado de: Hamburgo, 2017).

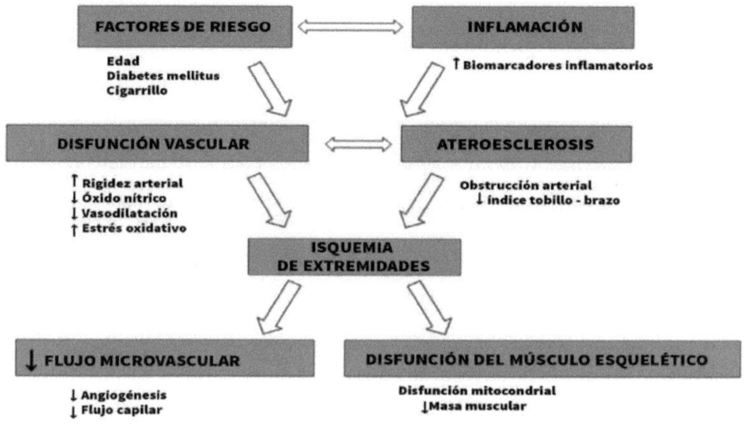

Redução da perfusão dos membros causada por lesões arteriais obstrutivas

A redução do fluxo sanguíneo nas extremidades devido a doença aterosclerótica caracteriza a doença arterial periférica. A medição do índice do tornozelo avalia a gravidade da aterosclerose que afecta o fluxo sanguíneo entre a aorta e o tornozelo. (1) As lesões obstrutivas criam quedas tanto na pressão sanguínea como no fluxo que contribuem para a redução da pressão no tornozelo. Com o exercício, o fluxo para a extremidade inferior aumenta e amplifica a queda de pressão através das lesões fixas, aumentando a sensibilidade para detectar doenças arteriais periféricas. (2,3)

Estudos recentes salientam o significado clínico de um índice de tornozelo/braço de exercício anormal com um valor prognóstico aditivo para a futura revascularização dos membros e morte em comparação com o índice de repouso do tornozelo apenas. A perfusão inadequada com exercício, que é causada por lesões fixas, é claramente um componente chave subjacente aos sintomas dos membros na doença arterial periférica. No entanto, estudos múltiplos indicam que a geração de isquemia de membros na doença arterial periférica tem múltiplos determinantes. (1,4)

A gravidade anatómica da obstrução é um preditor impreciso do estado clínico e do curso. Está bem estabelecido que os pacientes com doença arterial periférica têm um estado funcional prejudicado em comparação com indivíduos com um índice de tornozelo/braço normal. Contudo, alguns estudos mostraram uma correlação modesta entre o índice do tornozelo e a capacidade de marcha e outros estudos não encontraram qualquer associação entre o índice do tornozelo e a magnitude da limitação funcional. (1,4)

O fluxo sanguíneo dos membros, avaliado por outras técnicas, tem demonstrado associações inconsistentes com medidas funcionais. A medição do fluxo sanguíneo de vitelos com base na ressonância magnética estava moderadamente relacionada com a distância percorrida, mas o fluxo sanguíneo de vitelos com base na pletismografia não mostrou qualquer associação com a marcha da passadeira ou alterações no tempo de marcha. (1,4)

Estudos prospectivos confirmam que as pessoas com um índice anormal do tornozelo têm um declínio maior na capacidade de caminhar aos 2 anos de seguimento. No entanto, a associação entre a magnitude da redução do índice do tornozelo e os resultados funcionais é menos clara. Em conjunto, as evidências disponíveis indicam que a doença anatómica não governa completamente o estado clínico dos pacientes com doença arterial periférica. (1,4)

Disfunção vascular na doença arterial periférica

A insuficiência arterial na doença arterial periférica reflecte tanto reduções fixas como dinâmicas do fluxo sanguíneo. Um endotélio vascular saudável produz várias substâncias vasodilatadoras, incluindo o óxido nítrico, que tem benefícios vasculares pluripotentes, tais como inibir plaquetas, reduzir a proliferação muscular lisa, prevenir a adesão de leucócitos e promover a angiogénese. A diminuição da bioactividade do óxido nítrico na perna impede o aumento do fluxo sanguíneo com o exercício. A disfunção vascular pode também exacerbar os efeitos vasoconstritores das catecolaminas e limitar a dilatação mediada pelo fluxo. (2,4)

Em conjunto, os efeitos da função endotelial anormal podem agravar os sintomas clínicos na doença arterial periférica. Vários estudos têm descrito a relevância clínica da disfunção endotelial na doença arterial periférica. As medidas da função vasodilatadora dependente do endotélio, incluindo a dilatação mediada pelo fluxo da artéria braquial e a vasodilatação induzida por acetilcolina, são mais baixas em doentes com doença arterial periférica. Tanto a função endotelial condutiva como a microvascular foram avaliadas em 1.320 indivíduos, incluindo 377 com doença arterial periférica, e comparadas com pacientes com doença arterial coronária; os pacientes com doença arterial periférica tiveram um comprometimento mais grave da função vasodilatadora de múltiplas métricas. A presença de disfunção endotelial em doentes com doença arterial periférica é consistente com o comprometimento sistémico da função vascular(3,4)

A resposta ao fluxo sanguíneo hiperemico deficiente está associada a uma deficiência funcional na doença arterial periférica. Há evidências que ligam o aumento da dilatação mediada pelo fluxo braquial com o aumento da actividade física na vida diária em doentes com doença arterial periférica. Estudos recentes relacionam a dilatação mediada pelo fluxo braquial com a redução da capacidade de marcha auto-referida e um teste de marcha de 6 minutos(3,4).

Curiosamente, os pacientes com doença arterial periférica têm diminuído a dilatação mediada pelo fluxo da artéria femoral superficial associada à gravidade da lesão. Medidas de rigidez arterial, incluindo maior pressão de pulso e índice de aumento, estão também associadas à redução do tempo de marcha em doentes com doença arterial periférica. A disfunção endotelial medida pela dilatação mediada por fluxo braquial e hiperemia reactiva prevê um risco acrescido de eventos após cirurgia vascular. Se a disfunção endotelial prevê uma deterioração funcional progressiva não foi avaliada(4,5).

Angiogénese deficiente e fluxo microcirculatório reduzido

A isquemia crónica dos membros inicia várias adaptações estruturais vasculares. O fornecimento insuficiente de sangue produzido pela isquemia arterial induz um programa complexo de crescimento vascular. Foram identificados múltiplos factores que regulam a angiogénese em modelos animais, incluindo o factor de crescimento endotelial vascular (VEGF), o factor de crescimento fibroblástico, o factor de crescimento hepatócito e o factor de crescimento hipóxia-induzível 1-α. Além disso, células específicas derivadas da medula óssea podem visar regiões de isquemia e promover a regeneração dos vasos. (3,5,8) Os reguladores genéticos, incluindo microRNA, são também importantes para a angiogénese. O microRNA mostra menor expressão em animais geneticamente predispostos a fenótipos clínicos graves, tais como a isquemia da pata traseira. Em modelos animais, há abundantes evidências de que as terapias que estimulam a angiogénese aumentam a perfusão muscular esquelética e restauram o estado funcional (3,4,6).

Em doentes com doença arterial periférica, a angiogénese inadequada e a formação de colaterais podem aumentar a isquemia dos membros e servir como mecanismo que conduz à deficiência funcional. Um estudo descobriu que a menor densidade capilar em doentes com doença arterial periférica, avaliada por biopsia do músculo esquelético, foi associada a medidas funcionais reduzidas, incluindo o tempo máximo de marcha. Do mesmo modo, estudos de imagem utilizando a ressonância magnética ou ultra-som com contraste demonstraram um menor fluxo microvascular na musculatura da barriga da perna em doentes com doença arterial periférica. (2,7)

O fluxo sanguíneo do exercício medido por ultra-sons de contraste estava relacionado com o tempo de claudicação num teste de passadeira. Além disso, a redução do fluxo de sangue do músculo esquelético medido por ressonância magnética durante o exercício estava associada à redução do tempo de caminhada de 6 minutos. No seu conjunto, as provas da investigação clínica apoiam o conceito de que a disfunção microcirculatória afecta a função dos membros em doentes com doença arterial periférica e que o aumento do fluxo sanguíneo de vitelos pode ser uma via terapêutica. Portanto, as abordagens terapêuticas proangiogénicas para tratar doenças arteriais periféricas têm sido utilizadas em muitos estudos sobre o factor de crescimento e terapias baseadas em células(2,4,5).

Como foi recentemente revisto, estes ensaios clínicos não conseguiram demonstrar de forma convincente uma redução dos sintomas dos membros, incluindo a dor e a cicatrização de feridas. Existem várias explicações possíveis para o desapontamento com intervenções proangiogénicas em doentes com doença arterial periférica. Os estudos translacionais enfatizam a relevância da doença sistémica e dos factores de risco para a angiogénese deficiente na doença arterial periférica clínica. Paradoxalmente, os doentes com doença arterial periférica têm níveis mais elevados de VEGF-A, um promotor chave da angiogénese. (3,6,7)

Um estudo recente encontrou provas de que uma isoforma anti-angiogénica do VEGF, VEGF-165b, não está prepregulada tanto em modelos pré-clínicos como em pacientes com DAP. A expressão reforçada do VEGF anti-angiogénico é impulsionada pela via pró-inflamatória Wnt5a/JNK, que é activada pela obesidade. Portanto, a disfunção metabólica pode mediar a angiogénese inadequada na doença arterial periférica, gerando factores anti-angiogénicos e complicando respostas a terapias destinadas a estimular a angiogénese. (3,5)

Resolvin D2, um regulador anti-inflamatório de respostas de reparação de tecidos, é importante tanto em modelos de isquemia da pata traseira como em doentes com doença arterial periférica. O tratamento com Resolvin D2 melhora a arteriogénese e reduz a inflamação, mesmo em animais diabéticos. Portanto, a próxima geração de terapias proangiogénicas pode requerer avaliação em modelos animais com disfunção metabólica e visando tanto a inflamação como o crescimento vascular(4,5).

Desordens musculares esqueléticas e disfunções mitocondriais

Os episódios repetidos de isquemia têm efeitos deletérios na musculatura esquelética dos membros. As propriedades metabólicas e estruturais alteradas da musculatura esquelética aumentam a isquemia - induzindo uma deficiência funcional. Os estudos de tomografia computorizada demonstram que os doentes com doença arterial periférica têm uma área reduzida do músculo da panturrilha que não é totalmente explicada pela inactividade. Além disso, o músculo esquelético mostra diminuição da densidade e aumento do teor de gordura, o que pode limitar a função muscular. Na biopsia muscular, há um aumento da apoptose das células musculares e uma redução do conteúdo do tipo de fibra, o que pode interferir com o desempenho (2,4).

A isquemia também prejudica a função nervosa periférica, com evidência de condução nervosa deficiente em doentes com doença arterial periférica grave. A disfunção mitocondrial contribui para a deficiência do metabolismo do músculo esquelético na doença arterial periférica. Tanto os níveis de intermediários de fosforilação oxidativa, incluindo as acilcarnitinas, são mais elevados na doença arterial periférica, sugerindo uma redução do metabolismo mitocondrial. No tecido muscular, a massa mitocondrial é mais elevada; contudo, há uma actividade reduzida de vários complexos mitocondriais que impedem a geração de ATP e aumentam a produção de espécies reactivas de oxigénio. A função mitocondrial deficiente restringe a utilização de oxigénio e pode também promover disfunção endotelial, uma vez que os oxidantes derivados do mitocôndrio reduzem a bioactividade do óxido nítrico (2,4,5).

A degeneração das fibras musculares está associada a provas de stress oxidativo, incluindo grupos carbonilo e 4-hydroxy-2-nonenal adducts, modificações proteicas produzidas por espécies reactivas de oxigénio. A função mitocondrial é também importante na angiogénese, de acordo com a noção de acoplamento de parâmetros musculares e vasculares. Em modelos de isquemia da pata traseira, receptor peroxisómico activado por proliferador γ coactivador 1α (PGC 1α), um regulador chave da biogénese mitocondrial, promove a regeneração vascular.(3,5)

O metabolismo muscular alterado reflecte também a redução da absorção de nutrientes relacionada com distúrbios metabólicos sistémicos em doentes com doença arterial periférica. Os doentes com doença arterial periférica mostram resistência à insulina e a resistência à insulina prevê um risco acrescido de desenvolvimento de doença arterial periférica clínica. Ao avaliar a absorção de glucose do músculo esquelético com PET, os doentes com doença arterial periférica com claudicação intermitente demonstraram ter resistência à insulina nos músculos da barriga da perna. (2,5) São necessários mais estudos para ligar a resistência muscular à insulina a parâmetros funcionais na doença arterial periférica e para determinar se as intervenções para promover a sensibilidade à insulina reduzirão os sintomas dos membros.

A disfunção muscular esquelética, incluindo anomalias mitocondriais, afecta a capacidade de marcha na doença arterial periférica. Tanto a diminuição do conteúdo muscular do bezerro como a alteração do tipo de fibra estão associadas a parâmetros funcionais reduzidos. (1,5) É importante notar que a disfunção mitocondrial avaliada por espectroscopia de RM para avaliar a recuperação da fosfocreatina está associada a uma redução do tempo de marcha em esteira. Os doentes com doença arterial periférica com maior acumulação de acilcarnitina muscular têm maiores graus de limitação de exercício. A evidência de danos de miofibras está associada tanto à redução da distância de marcha como à força muscular em doentes com claudicação. Além disso, a regulação alterada de uma proteína citoesquelética, desmin, está associada à redução da função respiratória mitocondrial e da capacidade funcional na doença arterial periférica. (4,5)

Há evidência de uma desobstrução mitocondrial inadequada através da autofagia do músculo esquelético na doença arterial periférica que está associada a parâmetros de marcha consistentes com o aumento do dano mitocondrial. Níveis mais elevados de actividade diária estão associados a parâmetros saudáveis do músculo da panturrilha. Vários aspectos do fenótipo do músculo esquelético, incluindo o aumento da gordura muscular da barriga da perna e a diminuição da densidade muscular, previram um declínio funcional de 2 anos num estudo longitudinal. (5,7)

A evidência da redução da biogénese mitocondrial está associada ao aumento da mortalidade global, que é potencialmente mediada pela redução da actividade física (5).

Inflamação Sistémica e Local

A activação inflamatória está envolvida no desenvolvimento da aterosclerose e pode desempenhar um papel na geração dos sintomas dos membros. Os biomarcadores circulantes da inflamação sistémica, incluindo a proteína C-reativa (PCR) e a molécula-1 de adesão intracelular solúvel (sICAM-1), prevêem um risco acrescido de desenvolvimento de doença arterial periférica clínica. (3,6) Em doentes com doença arterial periférica estabelecida, níveis mais elevados de biomarcadores inflamatórios estão associados tanto à progressão da obstrução arterial das extremidades inferiores como ao risco de eventos cardiovasculares. A isquemia do músculo esquelético pode causar inflamação local, exacerbar sintomas e alterar o metabolismo muscular. Em estudos de imagem, a área muscular inferior da barriga da perna e o maior teor de gordura do músculo da perna foram associados à inflamação sistémica. A inflamação vascular também altera as respostas dinâmicas, reduzindo a bioactividade do óxido nítrico, levando a uma diminuição da vasodilatação mediada pelo endotélio.(5,8)

A inflamação tem sido associada a uma capacidade de marcha reduzida em doentes com doença arterial periférica. Os marcadores de inflamação vascular estão associados a medidas funcionais inferiores em doentes com doença arterial periférica, Wnt5a está associado a um índice inferior de tornozelo/braço. Em doentes com doença arterial periférica, um maior grau de actividade física diária está associado a níveis mais baixos de CRP, IL-6, fibrinogénio, sICAM-1 e sVCAM-1. Em estudos prospectivos, o declínio funcional é menor em doentes com doença arterial periférica com níveis mais baixos de CRP(5,11)

Epidemiologia

A prevalência global da doença arterial periférica das extremidades inferiores situa-se entre 3 e 12%. Em 2010, 202 milhões de pessoas em todo o mundo viviam com doenças arteriais periféricas. A maioria das pessoas com doença arterial periférica (70 por cento) vive em regiões de baixa/média renda do mundo, incluindo 55 milhões de pessoas no Sudeste Asiático e 46 milhões na região do Pacífico Ocidental, pelo que a sua incidência é afectada por factores psico-sociais.(6,8)

Num relatório do US National Health and Nutrition Examination Survey (NHANES), no qual a doença arterial periférica foi definida como uma ITB <0,9 no tornozelo em qualquer das pernas, a prevalência de DAP entre adultos com 40 anos ou mais nos EUA foi de 4,3 por cento, correspondendo a aproximadamente 5 milhões de pessoas. (7) A doença arterial periférica é mais comum em pessoas idosas, em pessoas de certas etnias, em famílias com aterosclerose e em pessoas com factores de risco para doenças cardiovasculares. No estudo NHANES, mais de 95% das pessoas com doença arterial periférica tinham um ou mais factores de risco de doenças cardiovasculares. (8,9)

A prevalência da doença arterial periférica está fortemente relacionada com a idade, aumentando >10% entre os pacientes com idades compreendidas entre os 60-70 anos. A prevalência parece ser mais elevada entre os homens do que entre as mulheres para doenças mais graves ou sintomáticas. (7,9)

As directrizes da American College of Cardiology/American Heart Association (ACC/AHA) sobre DAP identificaram grupos de risco que estão associados a uma maior prevalência de doença arterial periférica (Quadro 1) e a um início mais precoce de DAP sintomático. Os doentes destes grupos devem ser avaliados para a doença arterial periférica (9,10).

Quadro 1. Pacientes com risco acrescido de doença arterial periférica (8)

Idade superior a 65 anos e,
Idade 50 - 64 anos, com factores de risco para aterosclerose (por exemplo diabetes mellitus, historial de tabagismo, hiperlipidemia, hipertensão arterial) ou historial familiar de DAP.
Idade inferior a 50 anos e, diabetes mellitus e um factor de risco adicional para a aterosclerose.
Indivíduos com doença aterosclerótica conhecida noutro leito vascular (por exemplo, aneurisma coronário, carotídeo, subclávio, renal ou da aorta abdominal).

Factores de risco

Os factores de risco para o desenvolvimento da Doença das Artérias Periféricas são:

- **Idade:** A prevalência da doença arterial periférica aumenta progressivamente com a idade, começando após os 40 anos de idade. A relação entre idade e PAD foi estabelecida no estudo NHANES (40 a 49 anos - 0,9%, 50 a 59 anos - 2,5%, 60 a 69 anos - 4,7%, >70 anos - 14,5% e >80 anos - 23,2%).(11,12)

  As pessoas com mais de 70 anos têm um risco significativamente maior de DAP devido apenas à idade, enquanto que o risco para as pessoas mais jovens se deve a outros factores, mais comummente fumadores. Contudo, apenas metade dos adultos mais velhos com DAP têm sintomas de DAP nas extremidades inferiores, muitas vezes devido a outras comorbilidades que limitam a mobilidade, tais como artrite, doença cardíaca e doença pulmonar(11,13)

  Os factores de risco tradicionais de doença arterial periférica podem estar ausentes em doentes com mais de 80 anos de idade, particularmente aqueles com doença infrapoplítea (10,12).
- **Sexo:** A prevalência de doença arterial periférica, sintomática ou assintomática, é maior nos homens do que nas mulheres, principalmente nos grupos etários mais jovens. Em doentes com doença cardíaca isquémica, a proporção de homens para mulheres situa-se entre 1:1 e 2:1, o que aumenta em alguns estudos para pelo menos 3:1 em fases mais avançadas como a isquemia crítica dos membros inferiores. (10,12)

  Se existe algum efeito da terapia de substituição hormonal em mulheres na pós-menopausa no desenvolvimento de doenças arteriais periféricas é em grande parte desconhecido. Um estudo de 847.982 mulheres na pós-menopausa descobriu que, apesar de uma maior prevalência de vários factores de risco ateroscleróticos entre as mulheres que utilizavam terapia de reposição hormonal, era significativamente menos provável que tivessem doenças arteriais periféricas.(10,12)
- **Raça:** A prevalência da doença arterial periférica é maior nos indivíduos negros (prevalência de 7,8% contra 4,9% em relação aos indivíduos não hispânicos). O estudo NHANES encontrou uma maior prevalência de doença arterial periférica para afro-americanos (homens e mulheres), e também para hispano-americanos em comparação com americanos brancos não hispânicos (19,2 e 19,3%, respectivamente, contra 15,6%). (12,14)

- **Factores genéticos e influência familiar:** Os doentes com antecedentes familiares de doenças cardiovasculares parecem estar em risco acrescido, embora as contribuições relativas da genética e dos factores ambientais não estejam totalmente elucidadas, mas continuem a ser uma área activa de investigação. O risco de doença arterial periférica é aumentado nas famílias identificadas com aterosclerose de início precoce, mas não foi identificado um único marcador genético para a doença arterial periférica nesta população. (13,15)

  A doença aterosclerótica é provavelmente o resultado de numerosos genes que interagem entre si e com o ambiente. Estudos que investigaram factores hereditários no desenvolvimento da doença arterial periférica incluem estudos familiares e gémeos, análise da variância do índice do tornozelo e estudos genéticos. (13,16)

  O locus do cromossoma 9p21 (Chr9p21), identificado em 2007, foi inicialmente associado à doença arterial coronária e ao enfarte do miocárdio, mas pode ter um papel mais geral na patologia vascular. Foram demonstradas associações adicionais para a placa da artéria carótida e progressão da placa, doença arterial periférica e doença aneurismática.(14,15)
- **Fumar:** Fumar cigarros está directamente ligado a doenças cardiovasculares. O mecanismo pelo qual fumar promove o aparecimento ou progressão de aterosclerose não é claro, mas os seus efeitos incluem: danos endoteliais, proliferação muscular lisa vascular, trombofilia, inflamação e outras anomalias metabólicas. (12,15)

  No estudo NHANES, o risco de doença arterial periférica foi aumentado nos fumadores activos, enquanto não houve associação com outras formas de exposição ao fumo (13).

  Além disso, há provas de que a quantidade de cigarros consumidos está intimamente relacionada com a ocorrência de doença arterial periférica, uma vez que o Framingham Heart Study descobriu que o risco de desenvolver claudicação estava directamente relacionado com o número de cigarros fumados, com um aumento de 1,4 vezes no risco por cada 10 cigarros fumados por dia. (13,16)

  A cessação do tabagismo diminui a morbilidade relacionada com as doenças das artérias periféricas; contudo, o risco de progressão da doença das artérias periféricas é significativamente maior nos ex-fumadores do que nos nunca fumadores. A cessação do tabagismo está também associada a um menor risco de falência do enxerto após uma cirurgia de bypass das extremidades inferiores. Estes efeitos são limitados se o paciente reduzir o consumo de cigarros em vez de deixar de fumar completamente.

(14) Uma vez que o efeito da cessação do tabagismo na qualidade de vida e sobrevivência não é imediatamente evidente, os pacientes necessitam de um elevado nível de apoio para iniciar e manter a cessação do tabagismo.(14,15)

- **Diabetes: A** claudicação intermitente é cerca de duas vezes mais comum entre doentes diabéticos do que entre doentes não diabéticos e a associação entre diabetes mellitus e o desenvolvimento de doença arterial periférica está agora bem estabelecida. Além disso, a doença arterial periférica em pacientes com diabetes é mais agressiva, com envolvimento precoce de grandes vasos juntamente com microangiopatia(15,17)

  Os doentes com diabetes têm uma doença arterial avançada no momento do diagnóstico. O estudo NHANES encontrou um risco aumentado de doença arterial periférica em doentes com diabetes (OR 2,71, 95% CI 1,03 - 7,12). Os doentes diabéticos com IHD têm um risco de 35% de isquemia súbita e um risco de 21% de amputação importante, em comparação com 19 e 3%, respectivamente, em doentes não diabéticos. (14,17)

- **Hipertensão: A** hipertensão está fortemente associada ao desenvolvimento da arteriosclerose em homens e mulheres. É menos relevante como factor de risco do que fumar e diabetes. Contudo, o risco de desenvolver doença arterial periférica é considerado duas vezes mais elevado em doentes com hipertensão em comparação com os controlos. (16,17)

  Nos Estados Unidos, a prevalência da hipertensão em adultos é de aproximadamente 30 por cento. No entanto, entre aqueles com um índice braquial anormal do tornozelo, a prevalência de hipertensão no Estudo de Roterdão foi de 60%. O risco de desenvolver sintomas de doença arterial periférica, tais como claudicação intermitente, em pessoas com hipertensão foi duas vezes superior ao de pessoas sem hipertensão no estudo de Framingham. (18) O estudo NHANES descobriu que os pacientes hipertensivos também têm uma prevalência ainda mais elevada de doença arterial periférica assintomática e, além disso, que os pacientes com doença arterial periférica tinham menos probabilidades de receber tratamento anti-hipertensivo em comparação com aqueles com outras formas de doença cardiovascular. A associação entre hipertensão e doença arterial periférica entre pacientes com mais de 60 anos foi particularmente forte naqueles com hipertensão não tratada e mal controlada.(13,16)

- **Hiperlipidemia:** Os doentes com doença arterial periférica têm níveis mais elevados de triglicéridos e/ou colesterol, lipoproteína (A), apolipoproteína B em comparação com os doentes sem DAP. Além disso, as lipoproteínas protectoras (HDL) são reduzidas. (12,17) No estudo de Framingham, um nível de colesterol em jejum >7 mmol/L (270 mg/dL) foi associado a uma duplicação da incidência de claudicação intermitente em relação a um nível de colesterol em jejum mais baixo; para cada 40 mg/dL de aumento do colesterol sérico total, as probabilidades de desenvolver doença arterial periférica sintomática aumentaram em 1,2.

O tratamento da hiperlipidemia pode diminuir o risco de progressão da doença arterial periférica e a incidência de claudicação intermitente (17).

- **Homocisteína:** Este é um dos primeiros marcadores encontrados em relação ao início da aterosclerose (encontrada elevada em 40% dos doentes com doença arterial periférica). Pensa-se que a homocisteína promove a proliferação muscular suave, aumenta a inflamação da parede arterial e aumenta os níveis de activador do plasminogénio inibidor. A homocisteína também interfere com o óxido nítrico libertado pelas células endoteliais. O excesso de homocisteína leva ao espessamento dos vasos, estenose luminal e formação de trombos(15,17).
- **Doença renal crónica:** Muitas directrizes não identificam especificamente a doença renal crónica como um factor de risco para a doença arterial periférica. Contudo, uma associação entre doença arterial periférica e doença renal crónica está a ser cada vez mais reconhecida e notificada. Embora tenha sido geralmente reconhecido um risco acrescido para doentes com função renal gravemente reduzida, um número crescente de estudos tem sugerido um risco acrescido mesmo para funções renais moderada ou moderadamente reduzidas. A doença renal crónica é considerada um risco equivalente de doença coronária. (18)

Padrão anatómico da Doença Arterial Periférica

A doença aterosclerótica tende a ser bem localizada dentro de um segmento vascular particular (por exemplo, aortoilíaco, femoropoplíteo, infrapoplíteo), ocorrendo geralmente nas porções proximais ou médias do leito arterial. Menos frequentemente, no entanto, a doença pode ocorrer mais distalmente. Entre os vários leitos vasculares, a doença aterosclerótica parece seguir padrões, que podem também influenciar a história natural e a progressão da doença. (20,21)

Assintomática: A aterosclerose subclínica é comum em indivíduos assintomáticos de meia-idade. A maioria dos participantes de alto risco no Estudo do Coração de Framingham (FHS) tinham doença subclínica, mas também foi observada aterosclerose extensa em indivíduos de baixo risco. (21,22)

Sintomático: para além do leito vascular sintomático, os doentes com doença sintomática correm o risco de desenvolver lesões adicionais no mesmo ou noutros leitos vasculares, sublinhando a necessidade de um acompanhamento longitudinal contínuo. (23,24)

História natural e progressão da doença arterial periférica

As manifestações clínicas da doença arterial periférica dependem da localização e gravidade da estenose arterial ou oclusão e vão desde uma dor ligeira nos membros com actividade (por exemplo, claudicação) até à isquemia de membros ameaçadores, (22) Embora o risco de eventos adversos nos membros seja menor para doentes assintomáticos do que para doentes sintomáticos, as manifestações clínicas podem desenvolver-se ou progredir rápida e imprevisivelmente naqueles com doença arterial periférica que continuam a fumar, ou naqueles com diabetes concomitante ou insuficiência renal. (22,25)

Doença arterial periférica assintomática: A maioria dos pacientes com doença arterial periférica não tem conhecimento da sua doença. Menos de 50% dos doentes com doença arterial periférica e aproximadamente 30% dos seus médicos sabem que a doença arterial periférica está presente. (17,19)

O risco de progressão de doença arterial periférica assintomática para sintomas de membros isquémicos que requerem intervenção é geralmente baixo, mas pode ser subestimado. A progressão da doença arterial periférica medida pelas alterações do índice tornozelo/braço é semelhante para os doentes assintomáticos e sintomáticos. O declínio no índice do tornozelo está intimamente relacionado com o valor inicial do índice do tornozelo no momento do diagnóstico inicial; um declínio mais rápido é observado em pacientes com valores iniciais mais baixos do índice do tornozelo(18,20)

Claudicação intermitente: o sintoma mais comum entre os doentes com doença arterial periférica é a claudicação intermitente, que é uma dor muscular reprodutível com ambulação que é aliviada pelo repouso. (21,23)

A história natural da claudicação intermitente é caracterizada por uma lenta progressão dos sintomas. Raramente ocorre isquemia crónica de membros ameaçados, ou seja, dor em repouso, perda de tecidos; contudo, a revascularização (endovascular, bypass cirúrgico) em doentes com claudicação pode aumentar a progressão para isquemia crónica de membros ameaçados. (20,22)

A claudicação intermitente como manifestação de doença arterial periférica é um forte marcador de aterosclerose generalizada e de outra morbilidade e mortalidade cardiovascular e cerebrovascular (22,24).

Além da elevada morbilidade e mortalidade, os pacientes com claudicação intermitente têm uma má qualidade de vida e altas taxas de depressão. O impacto adverso da claudicação intermitente no bem-estar físico e emocional do paciente parece estar directamente relacionado com a capacidade de andar (21,22).

Isquemia crónica de membros com ameaça de membros: A isquemia crónica de membros com ameaça de membros (CLI), anteriormente chamada isquemia de membros críticos, é uma síndrome clínica definida pela presença de doença arterial periférica em combinação com dor de repouso, gangrena ou ulceração das extremidades inferiores que dura mais de 2 semanas. A isquemia crónica que ameaça os membros ocorre em 1 a 2% dos doentes com doença arterial periférica sintomática. (20,22)

A história natural da isquemia crónica de membros não tratados é difícil de elucidar, uma vez que os doentes são submetidos a tratamento médico para prolongar a sobrevivência e, na era das terapias endovasculares, muitos serão submetidos a alguma forma de intervenção numa tentativa de salvar o membro. A proporção de doentes com claudicação que se deterioraram ou progrediram para a isquemia crónica de membros ameaçados foi de 21% (20,24).

Os factores de risco que aumentam o risco de isquemia crónica de membros ameaçados incluem diabetes (risco quádruplo), tabagismo (risco triplo) e hipercolesterolemia (risco duplo) (25).

Os doentes com isquemia crónica de membros ameaçados estão em risco imediato de perda de membros. As taxas de amputação permanecem elevadas a 25 por cento e a sobrevivência a longo prazo é fraca. Quase 25 por cento dos doentes com isquemia crónica que ameaça os membros sofrerão uma morte cardiovascular no prazo de um ano após o diagnóstico inicial. (22,25)

O salvamento dos membros e a sobrevivência a longo prazo são significativamente piores nos doentes com diabetes e naqueles que continuam a fumar (24).

Manifestações clínicas

A doença arterial periférica pode ser assintomática, especialmente nas suas fases iniciais; por outro lado, quando surgem manifestações clínicas, elas são predominantemente devidas ao estreitamento progressivo do lúmen vascular. são predominantemente devidas ao estreitamento progressivo do lúmen vascular. O quadro 2 detalha as diferentes manifestações da doença (26,27).

Quadro 2. Sintomas relacionados com a diminuição do fluxo sanguíneo nos membros inferiores (9)

Sintoma	Descrição
Claudicação	Dor na extremidade inferior que começa depois de andar uma certa distância e se resolve em menos de 10 minutos, permitindo ao paciente voltar ao exercício.
Dor em repouso	Desconforto constante ou dor ardente que geralmente ocorre em repouso no antepé e nos dedos dos pés. O paciente relata que se agrava com a elevação do membro.
Ulceração isquémica	Formação de lesões traumáticas menores que não cicatrizam devido à redução do fluxo sanguíneo
Gangrena	O paciente nota frequentemente áreas de palidez ou cianose ao elevar o pé e vermelhidão ao baixar o pé . Estas áreas podem progredir para necrose e perda de tecidos.

Os sintomas em doentes com doença arterial periférica podem ser ainda mais estratificados de acordo com vários sistemas de classificação que foram implementados, os mais comummente utilizados são a classificação Leriche-Fontaine (Tabela 3) e a classificação Rutherford (Tabela 4), sendo este último o mais recente e aquele em que se baseia a maioria dos estudos actuais (a deficiência da marcha que define claudicação leve, moderada e grave é especificada pelo desempenho num teste de cinco minutos em banda de rodagem a 2 mph a uma inclinação de 12% na classificação de Rutherford, e como parte da classificação de Fontaine é especificada como 650 pés (200 metros)). Estas classificações têm um valor muito útil, pois conferem um valor prognóstico e permitem uma indicação de tratamento de acordo com o seu grau (27,29).

Quadro 3. Fontaine Clinical Classification - EAP (9)

Grau I	Assintomático. Detectável pelo Índice Tornozelo-Brachial <0,9
Grau IIa	Claudicação intermitente que não limita o estilo de vida do paciente.
Grau IIb	Claudicação intermitente que limita o doente.
Grau III	Dor ou parestesia em repouso.
Grau IV	Gangrena estabelecida. Lesões tróficas
Grau III e/ou IV	Isquemia crítica com o risco de perda de membros.

Quadro 4. Classificação Clínica Rutherford - EAP (9)

Categoria	Estádio
0	Assintomático. Detectável pelo Índice Tornozelo-Brachial <0,9
1	Claudicação suave e intermitente que não limita o estilo de vida do paciente.
	Claudicação intermitente moderada que limita parcialmente o estilo de vida do paciente.
	Grave claudicação (restringe o doente)
	Dor ou parestesia em repouso.
5	Ligeira perda de tecido: úlcera não cicatrizante, gangrena focal com úlcera difusa no pé.
	Perda significativa de tecido que se estende acima do nível transmetatarsal, pé irrecuperável.

A Fase I é caracterizada pela ausência de sintomas. Inclui pacientes com DAP, mas sem repercussões clínicas. Há pacientes assintomáticos que têm uma lesão oclusiva arterial extensa nas pernas, têm um estilo de vida sedentário, são incapacitados por doença músculo-esquelética ou neurológica, nestas situações, os pacientes podem manifestar isquemia crítica directamente a partir de uma fase assintomática. (26,28)

A fase II é caracterizada pela presença de claudicação intermitente. Esta fase é ainda dividida em dois grupos: IIA refere-se a doentes com claudicação não incapacitante ou de longa distância, enquanto IIB refere-se a doentes com claudicação de curta distância ou que impedem a funcionalidade diária.(27)

A claudicação intermitente típica dos pacientes com DAP é definida como a ocorrência de dor nas massas musculares provocada pela marcha e que cessa imediatamente após a paragem do exercício. É importante notar que a dor ocorre sempre nos mesmos grupos musculares e depois de caminhar uma distância semelhante, desde que se mantenha a mesma inclinação e velocidade. (27,29)

A fase III, representando uma fase mais avançada, caracteriza-se pela presença de dor (sintoma predominante) em grupos musculares específicos quando o paciente está em repouso, embora a parestesia/hipoestesia na parte frontal do pé e nos dedos dos pés também esteja normalmente presente, estas parestesias em repouso são normalmente indistinguíveis das produzidas pela neuropatia diabética, embora estas últimas tenham normalmente uma distribuição bilateral, simétrica, semelhante à das meias. Nesta fase, o

paciente apresenta geralmente uma extremidade fria, com um grau variável de palidez. Outros pacientes, por outro lado, apresentam maior isquemia, com eritrose do pé suspenso devido a vasodilatação cutânea extrema, conhecida como "pé de lagosta". 27,29)
O último grau da classificação de Fontaine caracteriza-se por alterações tróficas (úlceras) devido à redução crítica da perfusão distal à lesão, estas localizam-se geralmente nas extremidades dos membros, geralmente nos dedos dos pés, ou também no maléolo ou calcanhar, podendo ser indolor no caso de pacientes com diabetes concomitante e são susceptíveis de infecção e manifestar-se sob a condição de pé diabético, para o qual se encontra o sistema de classificação WiFi que classifica três factores: a ferida, a gravidade da isquemia e a presença de infecção no pé (30):

- Ferida:
  - Grau 0 - Dor em repouso; sem ferida, sem úlcera, sem gangrena (30,31).
  - Grau 1: pequena úlcera(s) rasa(s) na parte distal da perna ou pé, qualquer osso exposto apenas limitado à falange distal; sem gangrena, ou gangrena limitada ao dedo distal do pé (30,31).
  - Grau 2: úlcera mais profunda na parte distal da perna ou pé com osso, articulação ou tendão expostos, ou úlcera de calcanhar pouco profunda sem envolvimento do calcâneo; alterações gangrenosas confinadas aos dedos dos pés (30,31).
  - Grau 3: úlcera profunda extensa no antepé e/ou meio do pé, ou úlcera de calcanhar de plena espessura com ou sem envolvimento do calcâneo (30,31).
- Isquemia (notar que as pressões sistólicas dos dedos dos pés são preferidas em doentes com diabetes):
  - Grau 0: ABI $\geq$0.8, pressão sistólica do tornozelo >100 mmHg, pressão do pé (TP)/oxigénio transitório (TcPO2) $\geq$60.
  - Grau 1: ABI de 0,6 a 0,79, pressão sistólica do tornozelo de 70 a 100 mmHg, PT/TcPO2 de 40 a 59.
  - Grau 2: ABI de 0,4 a 0,59, pressão sistólica do tornozelo de 50 a 70 mmHg, PT/TcPO2 de 30 a 39.
  - Grau 3 - ABI $\leq$0.39, pressão sistólica do tornozelo <50 mmHg, PT/TcPO2 <30.
- Infecção do pé
  - Grau 0: sem sintomas ou sinais de infecção.

- Grau 1: infecção e pelo menos duas das seguintes: inchaço ou endurecimento local, eritema >0,5 a ≤2 cm à volta da úlcera, sensibilidade ou dor local, calor local ou descarga purulenta. Outras causas de resposta inflamatória da pele foram excluídas (por exemplo, gota, fractura) (30,31).
- Grau 2: A infecção local está presente como definido no Grau 1 mas estende-se >2 cm em redor da úlcera ou envolve estruturas mais profundas do que a pele e os tecidos subcutâneos (por exemplo, abcesso, osteomielite, artrite séptica, fascite). Sem sinais clínicos de resposta inflamatória sistémica (30,31).
- Grau 3: a infecção local está presente como definida para o Grau 2, mas os sinais clínicos de resposta inflamatória sistémica são manifestados por dois ou mais dos seguintes: temperatura >38 °C ou <36 °C; frequência cardíaca > 90 batimentos por minuto, frequência respiratória >20 respirações por minuto ou PaCO2 <32 mmHg; contagem de leucócitos > 12 000 ou < 4 000 (cu/mm) ou > 10% de formas de bandas imaturas presentes. (30,31)

O grupo muscular afectado dependerá da localização da lesão oclusiva, embora a maioria apresente claudicação no grupo muscular da panturrilha, a presença de claudicação nas nádegas ou nas coxas pode sugerir um nível de lesão na região ilíaca. A tabela 5 mostra os sintomas de acordo com a área de lesão arterial (30,32).

Quadro 5: Sintomas de acordo com a área da lesão

Área lesionada	Quadro clínico
Aorta Iliac	Claudicação na nádega, coxa e panturrilha. Impotência num homem (se bilateral): Doença de Leriche.
Femoro popliteal	Calf claudicação com/sem claudicação plantar
Infrapoplíteo	Claudicação Plantar

Exame físico:

As pessoas com factores de risco e aquelas com suspeita de sintomas de doença arterial periférica (por exemplo claudicação, dor isquémica em repouso, ulceração, gangrena) devem ser submetidas a uma avaliação cardiovascular. (31,32)

Os sinais vitais do doente devem ser registados e as anomalias anotadas. A temperatura e pressão arterial do paciente em cada extremidade superior deve ser documentada e o mais elevado dos dois deve ser anotado para o cálculo do índice tornozelo-braqueal. A febre pode indicar a presença de uma úlcera infectada, e a presença de taquicardia e taquipneia pode apoiar o diagnóstico de uma infecção de espaço profundo do pé que pode não ser evidente no exame físico.(31,33)

O exame vascular é melhor realizado com o paciente de supino na mesa de exames e só deve ser realizado após o paciente ter descansado durante pelo menos 15 minutos e aquecido se voltar para dentro de casa por causa do tempo frio. Os doentes com isquemia avançada que não toleram ter os pés elevados podem ser colocados brevemente na posição supina para examinar o abdómen e os vasos femorais e depois sentados de pé durante o resto do exame. O exame deve incluir a inspecção da pele das extremidades, exame do abdómen, palpação de todos os pulsos periféricos, auscultação de sopro e exame neurológico das extremidades. (31,34)

O exame vascular em doentes com doença arterial periférica revela normalmente diminuição ou ausência de pulsos abaixo do nível de obstrução arterial com murmúrios ocasionais sobre lesões estenóticas e evidência de fraca cicatrização na área de perfusão diminuída. Outros achados físicos podem incluir hábitos corporais anormais, alterações na cor da pele e das unhas, e tempo de enchimento venoso anormal. Estes sinais físicos ajudam a determinar a extensão e distribuição da doença vascular (32,33).

Aparência das extremidades: As alterações na aparência das extremidades dependem da duração e gravidade da doença arterial periférica. Com uma diminuição significativa do fluxo sanguíneo, a pele afina com perda funcional dos apêndices dérmicos, que se manifesta como pele seca, brilhante e sem pêlos. Contudo, um estudo descobriu que a falta de pêlos nas extremidades inferiores não é um preditor de doença arterial periférica. As unhas podem tornar-se quebradiças, hipertróficas e ásperas. A comparação da cor e das alterações tróficas entre membros pode dar uma boa indicação da gravidade da doença arterial periférica, a menos que haja doença bilateral, caso em que o aspecto dos membros pode aproximar-se e a experiência do examinador é necessária para julgar a gravidade (31,32).

Temperatura e cor da pele: a cor da pele é produzida pelo sangue na camada subpapilar e varia com a temperatura da pele, a posição do membro e o grau de oxigenação do sangue (a hemoglobina reduzida aparece azul) (33).

A temperatura da pele é um indicador da taxa de fluxo sanguíneo nos vasos dérmicos, embora o fluxo seja regido principalmente pela constrição ou dilatação das arteríolas para manter uma temperatura central constante. A temperatura da pele como marcador de perfusão é útil e pode ser avaliada palpando ligeiramente a pele com a palma da mão e comparando locais semelhantes de um membro com o outro. Um membro isquémico é frio e a demarcação da temperatura dá uma indicação aproximada do nível de oclusão. A avaliação das diferenças de temperatura é confundida quando ambos os membros são afectados (30,32).

O teste Buerger envolve primeiro elevar o pé com a supina do paciente e esperar até as veias estarem completamente drenadas, e depois colocar o pé numa posição dependente. A elevação do membro acima do nível de pressão venosa central (raramente mais de 25 cm) permite a drenagem do sangue venoso agrupado, permitindo uma avaliação precisa do grau de fluxo arterial. O tempo de retorno do sangue ao membro dependente é um marcador útil da gravidade da doença (geralmente <20 segundos).(29,31)

- O membro normal permanecerá rosa com elevação.
- Os pacientes com doença arterial periférica significativa terão palidez dos pés com elevação e, na posição declinada, haverá um rubor escuro que se estenderá proximamente dos dedos dos pés. A cor pode ser avermelhada ou cianótica, dependendo da temperatura da pele (31).
- Em doentes com oclusão arterial crónica, as arteríolas são dilatadas ao máximo como resposta compensatória à isquemia crónica, o que intensifica as alterações da cor da pele (31).
- É importante diferenciar o rubor associado à insuficiência arterial da celulite que acompanha um processo infeccioso. Um aspecto vermelho e celulítico persistirá apesar da elevação do membro (30,31).
- Em pacientes com oclusão arterial aguda, as vênulas vazias, resultando numa aparência de pele branca como giz, independentemente da posição das extremidades (31,32).

Ulceração: As ulcerações das extremidades têm uma aparência característica, dependendo da sua origem (quadro 6). As ulcerações causadas pela isquemia estão tipicamente localizadas no fim dos ramos arteriais. Encontram-se normalmente na ponta dos dedos dos pés e entre os dedos dos pés. As úlceras isquémicas também se formam em locais de pressão focal aumentada, tais como o maléolo lateral e as cabeças dos metatarsos. As lesões parecem frequentemente secas e pontiagudas e são dolorosas, mas mostram pouca hemorragia (Figura 2). As úlceras isquémicas estão geralmente associadas a outras características clínicas de isquemia crónica, tais como palidez, queda de cabelo e alterações nas unhas, como mencionado acima. (33,34)

*Quadro 6: **Diferenciação da úlcera de pé***

Funcionalidade	Úlcera arterial	Úlcera venosa	Úlcera neuropática
Localização	Nas articulações dos dedos, maléolos, canela anterior, base do calcanhar, pontos de pressão	Área malleolar medial e lateral acima da proeminência óssea, parte posterior da panturrilha	Superfície plantar do pé sobre as cabeças do metatarso, calcanhar, pontos de pressão
Aparência	Margens irregulares, base seca e frequentemente pálida ou necrótica	Margens irregulares, base rosa ou vermelha que podem ser cobertas com tecido fibrinoso amarelo	Úlcera perfurante, geralmente superficial mas por vezes profunda, com uma base vermelha
Úlcera dentro do calo	Raro	Não	Fronteira insensível, a úlcera pode estar sob um calo.
Temperatura dos pés	Quente ou frio	Quente	Quente
Dor	Sim, pode ser grave	Sim, geralmente suave, mas pode ser grave.	Não
Pulsos arteriais	Ausente	Presente	Ausente ou presente
Sensation	Variável	Presente	Ausência de sensações tácteis, dolorosas, térmicas e vibratórias.
Deformidades dos pés	Não	Não	Muitas vezes
Mudanças de pele	Cabelo brilhante, apertado, queda de	Eritema, pigmentação	Perda de cabelo ceroso ou brilhante,

	cabelo. Dependente do rubor da perna e do pé, que fica paralisado com a elevação da perna.	castanha-azulada pode ser irregular ou difusa: alterações "estase"; atrofia branca, edema; pele seca; veias varicosas comuns.	pode ser apertado; pele seca; pode ter edema nãoitting, especialmente no dorso do pé.
Reflexões	Presente	Presente	Ausente

Alguns doentes têm doenças arteriais e venosas combinadas e sinais manifestos de insuficiência arterial e venosa, incluindo úlceras de aetiologia mista. Do mesmo modo, os doentes com diabetes podem ter doenças arteriais e neuropatia periférica, cada uma das quais pode contribuir para a formação de úlceras. (32,34)

Figura 2. **Úlcera no aspecto externo da perna distal (De: McGee, 1998).**

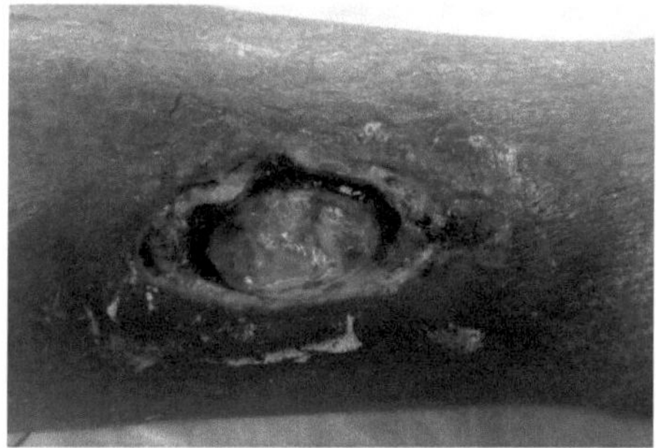

Gangrena: Para além de úlceras, os pacientes podem ter os dedos dos pés francamente gangrenados, seja no antepé ou no retropé. A gangrena pode ser descrita como seca ou húmida. A gangrena seca caracteriza-se por uma textura dura e seca, aparecendo geralmente na parte distal dos dedos das mãos e dos pés, frequentemente com uma demarcação clara entre tecido necrótico viável e negro. Esta forma de gangrena é comum em doentes com doença arterial periférica. A gangrena húmida é caracterizada por um aspecto húmido, inchaço extenso e bolhas. A gangrena húmida representa uma emergência cirúrgica e deve ser feita uma consulta apropriada quando for identificada (30,33).

Pulsos: A avaliação dos pulsos no doente com suspeita de doença arterial periférica deve incluir a palpação das artérias braquial, radial, femoral, poplítea, dorsal pedis e tibial posterior. A artéria poplítea normal não é frequentemente facilmente palpada, mas pode normalmente ser identificada com Doppler. A avaliação dos murmúrios com um estetoscópio sobre as artérias ilíacas também deve ser realizada. A incapacidade de palpar facilmente um determinado vaso deve levar a um interrogatório com ultra-som Doppler de onda contínua manual (31,32).

Índice de pressão sistólica do **tornozelo à beira do leito:** O índice de pressão sistólica do tornozelo em repouso é um teste simples que pode ser realizado à beira do leito e deve ser medido em pacientes com um ou mais achados consistentes com a doença arterial periférica na revisão dos sintomas ou outros achados no exame físico. O índice braquial do tornozelo é a razão entre a pressão arterial sistólica do tornozelo dividida pela pressão sistólica braquial detectada com uma sonda Doppler. Em pacientes sem sintomas ou com sintomas leves a moderados, um índice de tornozelo braquial de <0,90 tem um elevado grau de sensibilidade e especificidade para a doença arterial periférica, utilizando a arteriografia como padrão de referência.(33,34)

Pode ser feita uma tentativa de obter um índice de tornozelo nos pacientes com isquemia mais grave à beira do leito; contudo, o paciente pode não tolerar a inflação do manguito de pressão arterial no membro afectado, e os sinais Doppler nos vasos do pé podem ser demasiado fracos para medir com precisão as pressões de cisalhamento (32).

O cálculo do índice do braço do tornozelo é um método relativamente simples e barato para confirmar a suspeita clínica de estenose ou oclusão arterial dos membros inferiores. A pressão arterial sistólica de repouso mais elevada no tornozelo é comparada com a pressão sistólica braquial mais elevada, e a relação das duas pressões define o índice tornozelo/braço. Para pacientes com doença arterial periférica, o índice tornozelo/braço fornece uma medida da gravidade da doença e prevê doenças coronárias e cerebrovasculares. (31,32)

Avaliação neurológica: O exame neurológico das extremidades inferiores é importante e deve incluir testes motores e sensoriais. No doente com isquemia aguda dos membros, a perda sensorial e a perda motora progressiva das extremidades inferiores são sinais sinistros que indicam a necessidade de intervenção imediata. Os doentes com trombose arterial aguda ou de enxerto sobreposto à isquemia crónica podem ser mais tolerantes, dependendo da eficácia dos vasos colaterais. (32,33)

A isquemia crónica pode causar vários padrões de perda sensorial, progredindo de distal para proximal à medida que a gravidade da isquemia se agrava. Os doentes diabéticos podem ter uma neuropatia sensorial sobreposta, que tem tipicamente uma distribuição de luva e meia e reduz a sensação de vibração e a discriminação de dois pontos. A utilização de paquímetros monofilamentos (Semmel-Weinstein) é uma boa forma objectiva de avaliar a neuropatia diabética (31,34).

Diagnóstico

Para o diagnóstico de DAP, uma história clínica adequada com a presença de uma história de factores de risco ou sintomas de doença arterial periférica, juntamente com os resultados de um exame físico adequado (previamente descrito), é suficiente para estabelecer o diagnóstico de doença arterial periférica (32).

Quando os pacientes que apresentam sintomas típicos de obstrução arterial apresentam sintomas de claudicação intermitente, isto representa a ponta do iceberg de um grande problema epidemiológico, pois tendem a pensar que estes sintomas são devidos a problemas relacionados com a idade. Por outro lado, há pacientes com sintomas atípicos ou com exame de pulso duvidoso, para os quais o índice tornozelo-braço (com ou sem exercício) é diagnóstico de obstrução arterial se for ≤ 0.9 . (30,31)

Exame arterial anormal/ perda de tecidos: Em doentes com factores de risco para DAP e sem historial de sintomas sugestivos de um processo vascular alternativo (por exemplo, dor abdominal ou nas costas como na dissecção da aorta), a presença de anomalias óbvias no exame do pulso, isquemia, dor em repouso ou perda de tecidos sugere fortemente a presença de DAP. (29,32)

Índice de tornozelo anormal: Embora a história, sintomas, exame físico e ABI à beira do leito possam sugerir fortemente um diagnóstico de DAP, muitas vezes não são suficientemente específicos ou sensíveis para julgar a gravidade da doença ou para identificar locais de obstrução. Dependendo da apresentação clínica, os testes ABI formais ou estudos adicionais podem ser indicados. Estes podem incluir outros testes fisiológicos num laboratório vascular (teste de exercício em passadeira, pressões segmentares ou registos de volume de pulso) ou imagens vasculares (figura 3) (27,34).

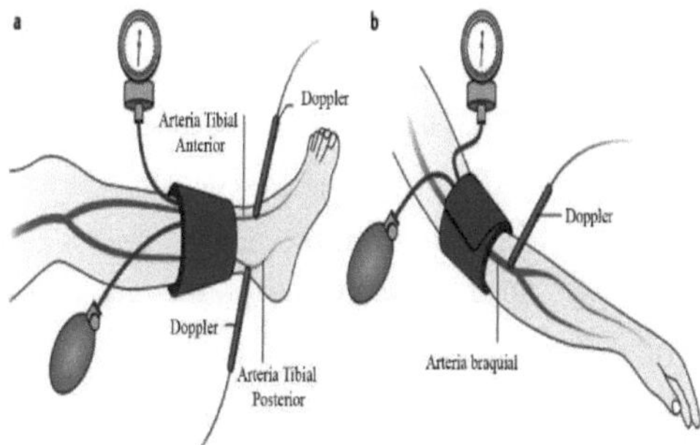

Figura 3. **medição e cálculo do índice tornozelo-braquial (ABI) no diagnóstico da doença arterial periférica. ABI é a razão entre a| a tensão arterial sistólica mais elevada entre a artéria tibial posterior e a artéria dorsal do pé e b| a tensão arterial sistólica mais elevada entre os dois braços (16).**

Para pacientes com factores de risco de doença arterial periférica e sintomas de tensão nas pernas (claudicação, dor atípica), são sugeridos testes laboratoriais vasculares formais para confirmar o diagnóstico (35).

A necessidade de testes em doentes com perda de tecidos deve ser individualizada. Para a maioria dos doentes, são sugeridos estudos laboratoriais vasculares formais, sempre que possível, antes da intervenção vascular (35,37).

Um índice anómalo tornozelo-braquial (≤0.9) tem uma excelente precisão geral para detectar estenose arterial ≥50 por cento utilizando a arteriografia como padrão. Para a maioria dos pacientes com dores nos membros de esforço (claudicação clássica, sintomas atípicos), um ABI ≤0.9 é um diagnóstico de doença arterial periférica, particularmente no contexto de uma história clínica adequada. No entanto, outros processos patológicos não meteorológicos podem também causar oclusão arterial e um ABI anormal (por exemplo, aneurisma poplíteo trombosado), e precisam de ser distinguidos da aterosclerose (36).

Existe uma correlação geral, mas não absoluta, entre os sintomas e o local e a gravidade da doença arterial periférica, sendo a gravidade estimada a partir do índice tornozelo-braquial:

- Um índice braquial do tornozelo >0,9 com um limite superior de 1,3 exclui geralmente a doença oclusiva arterial clinicamente significativa. Tipicamente, a pressão é mais elevada no tornozelo do que no braço (ou seja, índice tornozelo-braço >1 a 1,3). Um índice de tornozelo braquial de 0,9 a 0,99 é classificado como normal no limite (28,31).

- Um índice de tornozelo >1,3 sugere a presença de vasos calcificados não compressíveis e a necessidade de estudos vasculares adicionais, tais como registos de volume de pulso, medição das pressões do dedo do pé e do braço indicador, medições de oxigénio transcutâneo ou estudos de duplex arterial (28,31).
- Um índice de tornozelo ≤0.9 é o diagnóstico de doença arterial oclusiva em doentes com sintomas de claudicação ou outros sinais de isquemia e tem uma sensibilidade de 95% (e especificidade de 100%) para detectar lesões oclusivas com arteriograma positivo associado a ≥50 % estenose em um ou mais grandes vasos (28,31)
- Um índice do tornozelo de 0,4 a 0,9 sugere um grau de obstrução arterial frequentemente associado à claudicação (28,31).
- Um índice braquial do tornozelo inferior a 0,4 representa geralmente uma doença a vários níveis (qualquer combinação de doença ilíaca, femoral ou tibial) e pode estar associada a ulcerações não cicatrizantes, dores isquémicas em repouso ou gangrena do pé (28,31).

Estes resultados positivos do exame físico ajudam então os médicos a diagnosticar a presença de doença arterial periférica: pulso pedalar anormal, extremidade unilateralmente fria, tempo prolongado de enchimento venoso, e um sopro femoral. Outros sinais físicos ajudam a determinar a extensão e distribuição da doença vascular, incluindo um pulso femoral anormal, um sopro nas extremidades inferiores, joelhos quentes e o teste de Buerger. O teste de recarga capilar e as descobertas de descoloração dos pés, pele atrófica e extremidades sem pêlos não ajudam nas decisões diagnósticas (28,29).

Questionários

Foram utilizados vários questionários para detectar a presença de claudicação intermitente de uma forma padronizada. Actualmente, o San Diego Claudication Questionnaire (SDCQ)12 e o Edinburgh Claudication Questionnaire (ECQ)13 mostram sensibilidade, e todos têm uma excelente especificidade. Estes questionários foram traduzidos para outras línguas, mas são necessárias mais traduções validadas para permitir a sua utilização em todo o mundo. (29,32)

Embora a utilização destes questionários, para além da medição do índice do tornozelo, forneça dados mais precisos sobre a prevalência de doença arterial periférica sintomática e assintomática, estes questionários têm limitações na medida em que não cobrem toda a gama de doença sintomática. De facto, muitos pacientes podem ter uma apresentação atípica de claudicação, ou podem não ter dor porque não andam o suficiente devido a outras comorbilidades (29,32).

Sítio e gravidade da doença arterial periférica

Registos de pressão segmentar e volume de pulso: Os registos de pressão segmentar e volume de pulso, que são estudos fisiológicos realizados no laboratório vascular, são úteis para confirmar um diagnóstico de suspeita de doença arterial periférica nas extremidades inferiores com base na história clínica e no exame físico, e para determinar o local e a gravidade da doença. (33)

Estes estudos incluem testes formais do índice tornozelo-braquial e são realizados em ambas as pernas. A medição da pressão do pé/braço é uma alternativa ao índice tornozelo/braço para estabelecer um diagnóstico de DAP em pacientes com vasos não-compressíveis (geralmente pacientes com diabetes de longa duração ou idade avançada). (31,33)

Teste de stress: Alguns pacientes com doença arterial periférica que têm uma história clássica de claudicação e outros com dores atípicas nos membros têm um índice de repouso normal no tornozelo (0,91 a 1,30). Para estes pacientes, o teste de esforço é indicado. Os índices anormais de exercício do tornozelo apoiam um diagnóstico de doença arterial periférica como a etiologia dos seus sintomas. O teste de exercício em passadeira é útil para fornecer a evidência mais objectiva da magnitude da limitação funcional em doentes com claudicação e também pode ser utilizado para orientar a resposta ao tratamento (30,32).

Imagens vasculares:

A imagiologia vascular não é geralmente necessária para estabelecer um diagnóstico de doença arterial periférica; no entanto, pode ser indicado diferenciar a doença arterial periférica de outras etiologias vasculares como fonte de obstrução arterial, se a doença arterial periférica for questionada como sendo a etiologia primária dos sintomas (por exemplo, suspeita de aneurisma arterial ou tromboembolismo). No entanto, a imagiologia vascular é necessária para identificar alvos apropriados para intervenção e para vigilância contínua após intervenção. A arteriografia de contraste (figura 4) continua a ser o padrão de ouro para a avaliação do membro ameaçado. Um estudo bilateral completo dos vasos aórticos, ilíacos, femorais, poplíteos e de escoamento deve ser realizado em doentes em que se espera a revascularização, desde que não haja contra-indicações.(33,34)

Figura 4. **arteriografia de contraste mostrando (seta) uma obstrução ao nível da artéria pediátrica (de: Peach, 2012).**

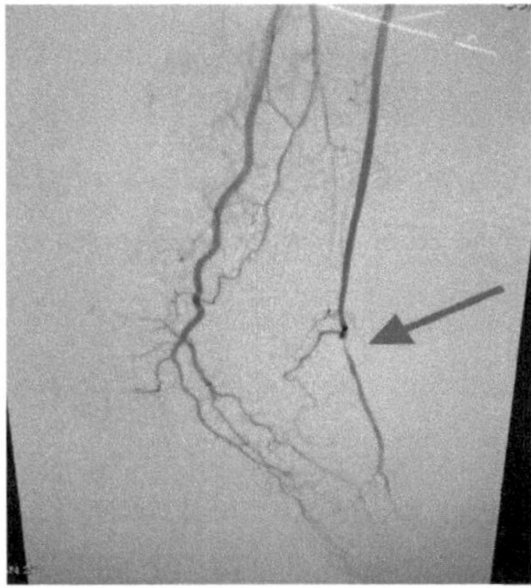

No entanto, a imagiologia vascular é necessária para identificar alvos apropriados para intervenção e para vigilância pós-intervenção contínua (34,35).

Estudos laboratoriais: Não há biomarcador específico para doenças arteriais periféricas. Estudos laboratoriais de rotina incluem hemograma completo com diferencial, painel metabólico, perfil lipídico, e possivelmente homocisteína, lipoproteína A e proteína C-reativa. (32,34)

Um algoritmo de diagnóstico para doença arterial periférica é apresentado abaixo (Figura 5).

Figura 5. **algoritmo de diagnóstico de doença arterial periférica (Derivado de Arias, et al. 2022).**

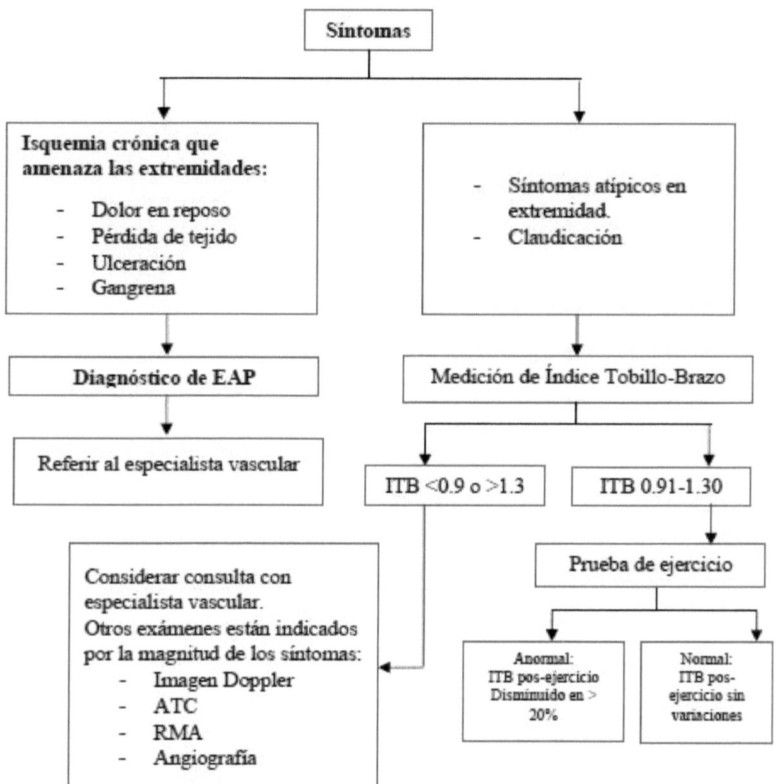

ATC: Angiografía tomográfica computarizada, RMA: Angiografía por resonancia magnética, ITB: Índice tobillo brazo, EAP: Enfermedad arterial periférica.

Diagnóstico diferencial

Outras causas de obstrução arterial: Qualquer doença vascular que resulte em estenose arterial ou oclusão pode causar sintomas de dor nos membros ou perda de tecidos. Estas incluem trombose arterial devida a aneurisma, lesão arterial, dissecção arterial ou tromboembolismo, entre outras. As imagens arteriais das extremidades inferiores diferenciam muitas destas etiologias umas das outras (32,35).

- **Aneurisma arterial:** A artéria poplítea é o local mais comum de um aneurisma arterial periférico causando sintomas de isquemia dos membros inferiores, que se deve à trombose do aneurisma. A presença de um aneurisma periférico deve ser avaliada rapidamente para outros aneurismas. (31,33)
- **Dissecção arterial: A** dissecção arterial pode causar isquemia nas extremidades inferiores; contudo, a dissecção aguda é geralmente acompanhada de dor focal súbita sobre a artéria afectada. Para a dissecção da aorta, a dor começa frequentemente no peito e desloca-se para o abdómen ou pélvis à medida que a dissecção avança. Após a instrumentação, podem aparecer áreas focais de dissecção na região do acesso arterial. Uma história de dor anterior ou um procedimento intervencionista anterior distingue-as do DAP; contudo, a doença arterial periférica pode sobrepor-se.(32,35)
- **Embolia:** detritos de fontes proximais podem embolia distal aos dedos dos pés ou mais proximalmente, causando isquemia aguda dos membros. A evolução temporal mais aguda dos sintomas distingue geralmente estes doentes dos doentes com DAP. (33,34)
- **Síndrome do impacto poplíteo: A** síndrome do impacto poplíteo pode também apresentar claudicação intermitente e deve ser suspeita no jovem doente que apresenta claudicação mas carece de factores de risco ateroscleróticos. A síndrome do embolamento poplíteo, que se deve a inserções musculoesqueléticas anormais ou a um curso anormal da artéria poplítea, leva à compressão da artéria poplítea com actividade (32,34).
- **Doença cística da adventícia: A** doença cística da adventícia é uma entidade rara que pode levar à obstrução arterial relacionada com a degeneração mucóide da artéria. Quando ocorre na artéria femoral ou poplítea, os sintomas de claudicação são indistinguíveis da doença aterosclerótica poplítea. Os doentes tendem a ser mais jovens e os factores de risco típicos de doença cardiovascular estão frequentemente ausentes (31,34).

- **Tromboangite obliterante (doença de Buerger): A** tromboangite obliterante, também chamada doença de Buerger, é uma doença inflamatória, segmentar, não meteorosclerótica, que afecta mais frequentemente as artérias e veias das extremidades de pequenas a médias dimensões. Os pacientes são mais jovens do que os pacientes típicos com doença vascular aterosclerótica e são fumadores pesados. A isquemia dos dedos é a apresentação mais comum e, embora o envolvimento de artérias maiores seja pouco comum, pode ocorrer claudicação, mas está quase sempre associada a sinais de isquemia distal. (32,34)
- **Outras doenças vasculares:** outras etiologias vasculares que podem causar isquemia dos membros inferiores incluem traumatismos nos membros, arterite por radiação, vasculite ou uso de ergot para enxaquecas. Em atletas de resistência, especialmente ciclistas, uma causa ainda mais invulgar de claudicação é devida a traumas repetidos (alongamento ou torção) da artéria ilíaca externa, que podem levar à endofibrose do vaso. (33,35)

Etologias não-arteriais da dor nos membros: A etiologia da dor nos membros pode ser dividida em categorias que incluem causas vasculares (arteriais ou venosas), neurogénicas e musculoesqueléticas. As causas arteriais foram previamente discutidas na secção anterior. As condições patológicas não arteriais também devem ser consideradas no diagnóstico diferencial da dor nos membros. As principais características clínicas que distinguem estas perturbações da claudicação arterial são (31,32):

- As dores neurológicas são predominantemente devidas a causas neuroespinais (por exemplo, doença discal, estenose espinal, tumor) ou neuropáticas (por exemplo, diabetes, abuso de álcool). A claudicação neurogénica, também chamada "claudicação espinal" ou "pseudoclaudicação", descreve uma síndrome da dor devida à compressão do canal neurospinal lombar, que se deve geralmente ao estreitamento osteófito do canal neurospinal. (31,32) A apresentação clínica ajuda frequentemente a distinguir a claudicação vasculogénica (ou seja, verdadeira) da pseudoclaudicação. Ao contrário da verdadeira claudicação, que ocorre com o caminhar e é aliviada por estar de pé, a pseudocláudicação causa dor com postura erecta (lordose lombar) e é aliviada por estar sentado ou deitado. Os sintomas em doentes com pseudoclaudicação também podem ser aliviados inclinando-se para a frente e endireitando a coluna vertebral (geralmente feito empurrando um carrinho de compras ou encostando-se a uma parede). (31,33)

- A dor músculo-esquelética deriva dos ossos, articulações, ligamentos, tendões e elementos fasciais da extremidade inferior (32).
- A osteoartrite das articulações da anca ou do joelho pode ser clinicamente distinguida da doença aorto-ilíaca porque a dor da osteoartrite pode não desaparecer rapidamente após o exercício, pode estar associada a alterações climáticas, e pode variar de intensidade de dia para dia (geralmente pior de manhã ou ao acordar). Uma distinção semelhante aplica-se à artrite do pé e do tornozelo que produz dor não atribuível a doença arterial periférica. (32,34)
- Os quistos de Baker também podem causar dores nas extremidades inferiores que não seguem o padrão da claudicação da doença arterial periférica, dores no esforço que se resolvem rapidamente com o repouso. (31,35)
- As cãibras nocturnas nas pernas ocorrem entre doentes idosos e doentes e, ao contrário da claudicação, não estão associadas ao exercício. Pensa-se que esta queixa é de origem neuromuscular e não vascular (31,35).
- A pressão e rigidez dos bezerros é uma queixa principalmente observada nos atletas e está geralmente associada ao exercício crónico. Pensa-se que se deve ao aumento da pressão do compartimento e pode persistir mesmo após repouso (31,35).
- A doença venosa crónica pode causar "claudicação venosa", mas geralmente distingue-se facilmente da claudicação arterial por um grau variável de inchaço ou varicosidades dos membros e maior desconforto com a dependência dos membros. (31,35)

Várias das entidades consideradas no âmbito do diagnóstico diferencial podem ser encontradas no quadro 7.

Quadro 7. Diagnóstico diferencial da doença das artérias periféricas (12)

Potencial etiologia	Pistas de diagnóstico
Musculoskeletal	
Artrite (anca, joelho, tornozelo)	Desconforto doloroso, muitas vezes com actividades de esforço ou que suportam peso
Síndrome do compartimento crónico	Dor apertada na barriga das pernas que ocorre após intenso exercício em atletas com grande massa muscular; alivia-se lentamente com o repouso.
Síndrome do stress tibial medial	Dor anterior que melhora com repouso; possível ternura localizada.
Contractura muscular	História de trauma ou uso excessivo; possível equimose; dor causada pelo uso do grupo muscular afectado.
Neurológico	
Enclausuramento nervoso	

compressão das raízes nervosas (por exemplo, hérnia de disco, radiculopatia) Neuropatia periférica (diabetes mellitus, abuso de álcool). Estenose espinal	Formigamento e dormência na distribuição nervosa afectada; pode progredir para fraqueza muscular e atrofia. Dor radiante posterior com origem nas costas, muda frequentemente de posição e melhora com a extensão lombar; possível fraqueza ou alterações motoras ou sensoriais Dor distal, formigueiro, dormência ou fraqueza que pode seguir-se a uma distribuição parecida com uma meias. Dor lombar irradiando para as extremidades inferiores bilaterais com entorpecimento, fraqueza e fadiga.
Vascular Trombose venosa profunda Enclausuramento arterial poplíteo Vasculite Insuficiência venosa	Pode ser unilateral; frequentemente associado a inchaço ou ternura; história de imobilidade ou outros factores de risco. Dor no esforço; mais comum nos homens; comum nos doentes jovens e activos. Possíveis descobertas cutâneas ou outros sintomas sistémicos; história familiar ou pessoal de distúrbios inflamatórios ou auto-imunes. Probabilidade de inchaço; os sintomas podem progredir proximamente

Gestão

O tratamento de pacientes com DAP dos membros inferiores tem como objectivo aliviar os sintomas e reduzir o risco de progressão da doença cardiovascular e das suas complicações (37).

A gestão do DAP inclui a cessação do tabagismo, exercício, um regime dietético rigoroso e, além disso, tratamento farmacológico com estatinas para atingir um nível alvo de lipoproteínas de baixa densidade de 100 mg/dL ou menos, e terapia antiplaquetária com 75 a 325 mg de aspirina ou 75 mg de clopidogrel diariamente. Os doentes com claudicação limitadora do estilo de vida devem ser considerados para um ensaio de ciloestazol na ausência de insuficiência cardíaca. (47)

1. Modificação do estilo de vida

Cessação do tabagismo

O fumo está intimamente relacionado com o desenvolvimento da arteriosclerose quer directa quer indirectamente, de facto, corresponde ao factor de risco mais importante para o desenvolvimento da claudicação. A cessação total e permanente do tabagismo representa a intervenção clinicamente mais rentável em pacientes com arteriosclerose. Conselhos simples não são frequentemente muito eficazes, uma vez que fumar é uma forma de dependência (37,38).

A combinação de terapia de exercício e cessação do tabagismo também pode ser benéfica. Finalmente, tratamentos adjuvantes como a terapia de reposição de nicotina e a bupropiona (um inibidor da absorção neuronal de norepinefrina, serotonina e dopamina) têm tido êxito em aumentar a probabilidade de cessação definitiva do tabagismo. (38)

Exercício

O risco de doença arterial periférica está inversamente relacionado com níveis anteriores de actividade física e é, portanto, um factor de protecção. A capacidade de caminhar tem demonstrado aumentar com o treino físico em doentes com claudicação e o exercício regular, juntamente com a modificação do factor de risco, especialmente a cessação do tabagismo, é a pedra angular da terapia conservadora da claudicação intermitente. (37,39)

O exercício na doença arterial periférica consiste geralmente em andar na passadeira, embora outras modalidades, como o exercício dos membros superiores e os passos de barbela, tenham sido relatadas (38,19).

Além disso, a melhoria da capacidade de caminhar induzida pelo exercício resulta na melhoria das actividades diárias de rotina e a própria reabilitação do exercício está associada a uma morbilidade e mortalidade mínimas (38).

Dieta e perda de peso

Há provas de que os doentes com doença aterosclerótica devem seguir uma dieta pobre em gorduras, bem como provas em benefício de uma dieta do tipo mediterrânica.(39)

Além disso, foi proposto que o controlo do peso fosse uma característica essencial da estratégia global de gestão das doenças arteriais periféricas, uma vez que a obesidade está associada ao aumento dos riscos relativos de mortalidade total e de doenças cardiovasculares. A distribuição da gordura abdominal, mas não da gordura corporal total, está associada à doença arterial oclusiva periférica, independentemente dos factores de risco cardiovascular concomitantes. (38,40)

Nesta base, cada paciente com sobrepeso com doença arterial periférica deve receber um plano dietético óptimo e um objectivo de perda de peso (41).

Sugere-se também a ingestão de fibras, pois interfere com a absorção micelar do colesterol dietético. O aumento da ingestão de fibras está associado a uma menor incidência de doenças arteriais periféricas. No entanto, até à data, não há provas de que uma dieta rica em frutas e vegetais proteja contra doenças arteriais periféricas, embora não se possa excluir um benefício modesto. (38,41)

No que diz respeito à restrição do sódio, a restrição do sódio tem sido recomendada para hipertensos. Os doentes com doença arterial periférica desenvolvem um maior grau de hipertrofia cardíaca do que outros doentes hipertensivos com o mesmo nível de pressão arterial média. Além disso, sendo uma doença aterosclerótica, está intimamente relacionada com o desenvolvimento da hipertensão e a restrição do sódio é recomendada nestes doentes. (38,40)

Finalmente, em relação ao consumo de óleo de peixe, embora existam alguns efeitos benéficos sobre os parâmetros hemodinâmicos, não há evidência de melhores resultados clínicos (40).

Diabetes

Dado que a claudicação intermitente é cerca de duas vezes mais comum entre doentes diabéticos do que entre doentes não diabéticos e que a associação entre diabetes mellitus e o desenvolvimento de doença arterial periférica foi estabelecida e é mais agressiva em doentes com diabetes, portanto, é necessário um controlo dietético rigoroso para conseguir um controlo glicémico adequado, a fim de limitar os danos vasculares nas extremidades. (40)

O Estudo UK Prospective Diabetes Study (UKPDS) demonstrou uma redução significativa em qualquer ponto terminal da diabetes (principalmente microvascular) após um controlo glicémico apertado. Estes dados parecem suficientemente robustos para fazer do bom controlo da diabetes uma prioridade em doentes com doença arterial periférica. (39,41)

Álcool

Foi relatada uma associação inversa entre o consumo de álcool e a doença arterial periférica na população não fumadora. Por outro lado, com o aumento do consumo há um risco acrescido de hipertensão e de outras doenças cardíacas e não cardíacas, resultando num aumento da morbilidade e mortalidade prematura. Os dados provavelmente não são suficientemente fortes para enfatizar o consumo de álcool como parte da abordagem do estilo de vida às doenças arteriais periféricas. (39,49)

Antioxidantes

A diminuição dos níveis de antioxidantes está intimamente relacionada com o desenvolvimento de doenças arteriais periféricas, especialmente as vitaminas E e C têm sido implicadas. O estudo de Roterdão relatou um efeito inverso significativo da ingestão de vitamina C na prevalência de DAP nas mulheres e um efeito semelhante da vitamina E nos homens; apesar disso, as provas não demonstraram qualquer benefício da suplementação com vitamina E. Assim, uma revisão Cochrane de cinco estudos concluiu que não existiam actualmente provas suficientes para recomendar a sua utilização na claudicação (41).

2. Tratamento médico

Tratamentos de redução de lipídios no DAP

Com base no conhecimento de que níveis elevados de lípidos estão associados ao aumento do risco cardiovascular em doentes com doença arterial periférica; as directrizes da Sociedade Europeia de Cardiologia para a dislipidemia de 2019 recomendam alvos C-LDL de acordo com o risco de 10 anos de eventos cardiovasculares fatais. Os doentes com DAP pertencem à categoria de muito alto risco, com ≥10% de risco de um evento cardiovascular fatal. Nestes pacientes, recomenda-se tanto uma redução do LDL-C by≥50% a partir da linha de base como um objectivo de LDL-C de<55 mg/dL (<1,4 mmol/L). (41,42)

Para atingir este objectivo do LDL-C, recomenda-se o tratamento com uma estatina de alta intensidade na dose máxima tolerada, uma vez que esta é apoiada por provas definitivas de benefício sobre a morbilidade e mortalidade cardiovascular; além disso, há também apoio para os efeitos positivos da redução dos lípidos nos principais eventos adversos dos membros, bem como no desempenho da marcha em pacientes com doença arterial periférica. Se os doentes não conseguirem atingir o alvo ou relatar intolerância às estatinas, recomenda-se uma combinação de estatinas (numa dose mais baixa se forem intolerantes às estatinas) com ezetimibe e adicionalmente com a adição de um inibidor PCSK9 (41).

Terapias antitrombóticas em doenças arteriais periféricas

O tratamento actual da doença arterial periférica sintomática compreende monoterapia antiplaquetária (aspirina 75-100 mg por dia ou clopidogrel 75 mg por dia), com melhor benefício de uma terapia antiplaquetária mais intensa (42).

A dupla terapia antiplaquetária deve ser dada durante pelo menos um mês após a angioplastia com balão revestido com drogas, e durante 3 meses após a libertação de drogas ou stent coberto (42,43). (42,43)

Finalmente, com base nos resultados do estudo VOYAGER, a terapia combinada com aspirina (100 mg/dia) e rivaroxaban (2 x 2,5 mg/dia) deve ser considerada para a terapia dupla pós-intervenção. (42)

Anticoagulação

Warfarin

Embora existam estudos que apoiam a utilização de warfarina com aspirina para a prevenção de complicações em pacientes com antecedentes de síndrome coronária aguda, para pacientes com doenças arteriais periféricas não mostraram resultados promissores. O ensaio WAVE investigou o uso de anticoagulação da warfarina em combinação com aspirina em pacientes com doença arterial periférica sintomática (81,8% da população total do ensaio), doença subclávia e doença carotídea. O ensaio não encontrou qualquer diferença significativa na ocorrência de grandes eventos cardiovasculares adversos entre os doentes que receberam apenas terapia combinada de aspirina e warfarina; por outro lado, foi encontrado um risco aumentado de hemorragia intracraniana nestes doentes. (42,44)

Tendo em conta o acima exposto, a Warfarin não está indicada para utilização em doentes com doença arterial periférica.

Rivaroxaban

O estudo COMPASS demonstrou uma melhor mortalidade com rivaroxaban de baixa dose (2,5 mg duas vezes por dia) em combinação com aspirina para doentes com doença arterial periférica. Embora os eventos de hemorragia sejam mais frequentes com a utilização de aspirina com rivaroxaban ou rivaroxaban sozinho, nenhum dos regimes foi associado a hemorragia fatal ou intracraniana. (43)

Vasodilatadores periféricos

A claudicação intermitente resulta da isquemia periférica distal a uma estenose sob stress. Este desfasamento entre a oferta e a procura de tecidos é frequentemente o resultado da estenose, pelo que uma resposta vasodilatadora insuficiente pode resultar em sintomas que são aliviados pelo repouso. Como tal, os vasodilatadores periféricos são potencialmente benéficos para a claudicação, razão pela qual as directrizes ACC/AHA incluem uma recomendação de classe IA para o ciloestazol no tratamento da claudicação sintomática. (42,44)

Vários ensaios avaliaram a sua utilidade na claudicação sintomática, descobrindo que o ciloestazol aumenta a tolerância ao exercício em comparação com o placebo numa dose de 100 mg duas vezes por dia. Os eventos adversos comuns incluem dores de cabeça, palpitações e diarreia, e o ciloestazol está contra-indicado em doentes com insuficiência cardíaca, uma vez que os fármacos desta classe podem estar associados a mortalidade excessiva. (41,44)

O perfil de efeitos secundários, a contra-indicação para insuficiência cardíaca, o número de comprimidos que os doentes tomam frequentemente (diabetes, hipertensão, etc.) e o benefício subtil são razões pelas quais o ciloestazol é utilizado com pouca frequência e só deve ser considerado em doentes medicamente optimizados com claudicação refratária que podem tolerar o medicamento. (42,43)

3. Tratamento baseado na revascularização. -

Sem revascularização, a doença arterial periférica de um membro resulta frequentemente em perda de membros. No entanto, nem a revascularização cirúrgica aberta nem o tratamento endovascular (EVT) garantem o sucesso do tratamento e a ausência de reestenose e fracasso da revascularização. Actualmente, a gestão do risco de fracasso da revascularização é um dos maiores desafios no campo vascular. (42,43)

Os objectivos do TEV em doentes afectados por doenças arteriais periféricas são o alívio da dor, a cura de feridas e a preservação funcional dos membros. No entanto, a revascularização pode causar morbilidade, que se correlaciona com muitas internações hospitalares, cuidados ambulatórios contínuos e custos significativos de tratamento e cuidados médicos, bem como mortalidade. Por conseguinte, é necessário identificar os pacientes para quem o TEV pode ser benéfico para evitar potenciais falhas. (41,43)

Estimativa do risco do paciente

A doença arterial periférica afecta geralmente doentes com idade avançada e múltiplas comorbilidades. Neste contexto, a estimativa do risco operatório e da esperança de vida é crítica. A avaliação pré-operatória anestésica e cardíaca antes da revascularização dos membros é obrigatória. Foram identificados vários factores de risco procedimentais para a população de doenças arteriais periféricas, tais como: idade avançada (mais de 75 anos), doença arterial coronária, insuficiência cardíaca congestiva, diabetes mellitus (DM), doença renal crónica (DRC), tabagismo, doença cerebrovascular, índice de massa corporal elevado, demência, estado funcional e fragilidade. (42,43)

4. Seguimento

Após o aconselhamento inicial, deve ser programado um acompanhamento de três meses para avaliar as estratégias de redução do risco e a eficácia da terapia de exercício e das terapias médicas para reduzir os sintomas. (42)

Os doentes que mostram melhorias e que estão satisfeitos com o seu progresso podem ser agendados para um exame vascular anual, que deve incluir um teste de índice tornozelo-braquial. Entretanto, não é necessário repetir estudos vasculares não invasivos, a menos que se verifique uma alteração significativa dos sintomas (41,43).

O não cumprimento, em particular a continuação do tabagismo, continua a ser um grande problema no tratamento de pacientes com doenças arteriais periféricas. Aqueles que continuam a fumar devem ser novamente alertados para o aumento do risco de progressão de doenças arteriais periféricas. A maioria dos médicos vasculares relutam geralmente em sugerir uma intervenção (aberta ou percutânea) em doentes com claudicação que continuam a fumar devido a resultados globais mais pobres. (42,43)

Gestão da isquemia crónica de membros que ameaça os membros

Para a gestão da isquemia crónica de membros com ameaça de membros, o tratamento médico inicial da isquemia crónica de membros com ameaça de membros inclui analgesia apropriada e administração intravenosa de heparina não fracturada (UFH): inicialmente 5 000 IU, ou 70-100 IU/kg, seguido de infusão, dose ajustada à resposta do paciente e monitorizada por tempo de coagulação activado ou tempo de tromboplastina parcial activado (aPTT) (44,45).

O objectivo é reduzir ainda mais o embolismo ou a propagação de coágulos e proporcionar um efeito anti-inflamatório. Embora esta abordagem seja amplamente aceite, nenhum estudo randomizado recente foi realizado para confirmar o benefício do UFH para o ICAE, nem qualquer estudo randomizado comparou o UFH não fracturado com outros anticoagulantes. Um resultado primário na isquemia crónica de membros ameaçados é a extensão da sobrevivência livre de amputações. A amputação importante (acima do tornozelo) no ICAE é necessária e indicada na presença de infecção potencialmente fatal, quando a dor não pode ser controlada em repouso, ou quando ocorreu uma necrose extensa que destruiu o pé. (44,45)

A terapia de revascularização pode ser tanto cirúrgica como endovascular. Tanto o bypass cirúrgico como a angioplastia transluminal percutânea (ATP) são abordagens potenciais para a revascularização da doença arterial periférica. No entanto, estas abordagens não proporcionam os mesmos resultados. Enquanto o esquema desenvolvido pelo TransAtlantic Intersociety Consensus II é amplamente utilizado, pelo que cada lesão pode ser abordada de uma perspectiva anatómica (Tabela 8), a escala de VIDRO permite uma tomada de decisão mais específica (Tabela 9). (45,46)

Quadro 8: **Esquema de abordagem de acordo com o Consenso Transatlântico Inter-Sociedade II**

Tipo	Abordagem
A	Lesões que dão excelentes resultados e que devem ser tratadas por meios endovasculares
B	Oferecem resultados suficientemente bons com métodos endovasculares que esta abordagem é a primeira escolha preferida, a menos que a revascularização aberta seja necessária para outras lesões associadas.
C	Produzem resultados superiores a longo prazo com a revascularização aberta, e os métodos endovasculares só devem ser utilizados em doentes com elevado risco de reparação aberta.
D	Mais adequado para a revascularização cirúrgica e quando não se justifica uma abordagem endovascular.

Sem revascularização, até 40% dos pacientes com ICAE necessitarão de amputação dos membros inferiores no prazo de 1 ano.

Quadro 9 **(A) Classificação da doença original/composta femoropoplítea (PF) em VIDRO. (B) Classificação da doença original/composta infrapoplítea (IP) em VIDRO.**

A. Classificação Femoro-Popliteal (FP)	
0	Doença leve ou não significativa (<50%)
1	Comprimento total da doença AFS <1/3 (<10 cm); pode incluir uma única CTO focal (<5 cm) desde que não haja oclusão de descarga; artéria poplítea com doença ligeira ou não significativa.
	Comprimento total da doença AFS 1/3-2/3 (10-20 cm); pode incluir CTO com um total de <1/3 (10 cm) mas não oclusão de descarga; Estenose da artéria poplítea focal <2 cm, sem envolvimento de trifurcação.
	Comprimento total da doença AFS >2/3 (>20 cm) de comprimento; pode incluir qualquer oclusão de descarga <20 cm ou CTO não nivelada de 10 a 20 cm de

	comprimento; estenose poplítea curta de 2 a 5 cm, sem envolvimento de trifurcação.
	Oclusão AFS de comprimento total >20 cm; doença poplítea > 5 cm ou estendendo-se até à trifurcação; qualquer CTO poplítea.
B. Classificação de Infra-Plopitea (IP)	
0	Doença leve ou não significativa (<50%)
1	Estenose focal < 3 cm excluindo o tronco tibioperoneal
	Comprimento total da doença da artéria alvo <1/3 (<10 cm); CTO focal única (<3 cm sem incluir o tronco tibioperoneal e origem da artéria alvo)
	Comprimento total da doença da artéria alvo 1/3-2/3 (10-20 cm); CTO 3-10 cm (pode incluir a origem da artéria alvo, mas não o tronco tibioperoneal)
	Comprimento total da doença da artéria alvo > 2/3 de comprimento; CTO >1/3 (>10 cm) de comprimento (pode incluir a origem da artéria alvo); qualquer CTO do tronco tibioperoneal

SFA: Superficial Femoral Artery, CTO: Chronic Total Obstruction

A angioplastia transluminal percutânea, também chamada angioplastia com balão, para o tratamento da doença arterial oclusiva depende de vários mecanismos para aumentar o diâmetro da luz arterial. A implantação de um stent durante este processo ajuda a aumentar a área do lúmen, fornecendo um andaime para a parede arterial que impede quase completamente o recuo elástico. A terapia endovascular também evoluiu com técnicas e tecnologias melhoradas (45,47).

É importante notar que muitos dos dispositivos foram aprovados para utilização em pacientes com claudicação, e não ICAE, devido à concepção do ensaio para limitar pacientes com piores resultados. Apesar desta limitação, os dados actuais sugerem que os stents metálicos nus têm uma vantagem sobre a angioplastia com balão nas lesões intermédias e longas das artérias femorais superficiais, e os stents auto-expansíveis com efeito de droga demonstraram uma patência superior aos 2 anos sobre a angioplastia com balão com endoprótese provisória.(45,48)

Na revascularização cirúrgica, é essencial um planeamento pré-operatório preciso. A veia safena ipsilateral autógena é o conduto preferido para os enxertos de bypass infrainguinal. Uma conduta de alta qualidade é fundamental para um bypass bem sucedido e tem implicações directas nos resultados de patência a curto e longo prazo (46).

Por outro lado, a normalização farmacológica das alterações microcirculatórias pode melhorar os resultados da revascularização e é a única opção em doentes em que a revascularização é impossível ou falhou. Os prostanóides actuam prevenindo a activação de plaquetas e leucócitos e protegem o endotélio vascular. Uma recente revisão sistemática e meta-análise sobre o uso de prostanóides para ICAE incluiu 20 TCR com um total de 2724 participantes. Em comparação com placebo, os prostanóides mostram uma eficácia significativamente maior no tratamento da dor em repouso (RR: 1,32, 95% CI: 1,10-1,57) e cura de úlceras (RR: 1,54, 95% CI: 1,22-1,96). Não houve efeito estatisticamente significativo sobre o número de amputações e mortalidade quando os prostanóides foram examinados como uma classe de medicamentos, mas a iloprosta mostrou resultados favoráveis na redução de amputações importantes (acima/abaixo do joelho) (RR 0,69, 95% CI 0,52-0,93). (45,47)

O cilostazol é um inibidor da fosfodiesterase que actua sobre adenosina monofosfato cíclico. É um vasodilatador arterial directo e também inibe a agregação plaquetária. O ciloestazol é utilizado para tratar os sintomas de claudicação intermitente, mas a sua utilização para isquemia crónica de membros ameaçada é menos bem estudada, pelo que não há fortes evidências de que o ciloestazol melhore os resultados clínicos em doentes com isquemia crónica de membros ameaçada. (46,47)

Finalmente, outras abordagens terapêuticas, tais como estimulação da medula espinal, terapia hiperbárica e terapias regenerativas, incluindo terapia genética, terapias com células estaminais, foram experimentadas em doentes com doença arterial periférica e isquemia crónica que ameaça o membro não vascularizável, com resultados inconclusivos. (48,49)

CONCLUSÕES

A doença arterial periférica é uma doença causada por uma diminuição do fluxo sanguíneo arterial secundária à aterosclerose, levando a uma circulação periférica prejudicada. É muito mais comum nos países em desenvolvimento. Os factores de risco para o desenvolvimento de doença arterial periférica são os mesmos que para qualquer outra doença cardiovascular, incluindo factores de risco não modificáveis (idade, sexo feminino e raça negra) e factores de risco modificáveis (diabetes mellitus, dislipidemia, hipertensão, hiperhomocysteinemia).

Pode ser assintomático, mas à medida que o estreitamento da luz vascular progride, ocorrem manifestações clínicas (claudicação intermitente, dor em repouso, ulceração e gangrena). Para classificar a fase clínica do paciente, uma das ferramentas utilizadas é a Classificação Clínica Fontaine.

Para o diagnóstico de doença arterial periférica, é necessária uma história clínica adequada (história de factores de risco ou sintomas compatíveis), para além de um exame físico adequado onde se evidencia uma diminuição/ausência da amplitude dos pulsos distais, para além de alterações tróficas no membro afectado. Por outro lado, há pacientes com sintomas atípicos ou com um exame de pulso duvidoso, para os quais é utilizado o índice tornozelo-braço (com ou sem exercício), e é feito um diagnóstico de obstrução arterial se este for ≤ 0.9.

O tratamento de doenças arteriais periféricas envolve mudanças no estilo de vida (exercício físico, dieta e perda de peso, cessação do tabagismo) para além do tratamento farmacológico (estatinas, terapia antiplaquetária) e nos casos em que há um impacto significativo na qualidade de vida, pode ser considerado um ensaio de ciloestazol na ausência de insuficiência cardíaca.

O tratamento cirúrgico (revascularização cirúrgica aberta ou tratamento endovascular) não garante um tratamento bem sucedido e a ausência de reestenose e falha da revascularização. Actualmente, a gestão do risco de falha de revascularização é um dos maiores desafios no campo vascular.

BIBLIOGRAFIA

1. Aboyans V, Ricco JB, Bartelink ML, Björck M, Brodmann M, & et al. (2018). Editor's Choice e 2017 ESC Guidelines on the Diagnosis and Treatment of Peripheral Arterial Diseases, em colaboração com a Sociedade Europeia de Cirurgia Vascular (ESVS). Eur J Vasc Endovasc Surg (2018).

2. Bolaños I, Chaves A, Gallón L, Ibañez M, & López H. (2018). Doença arterial periférica nos membros inferiores. Revista Medicina Legal de Costa Rica.

3. Brunton S, Anderson J, & Vacalis S. (2021). Updates in the Management of Peripheral Arterial Disease: Focus on Reduction of Atherothrombotic Risk. Suplemento ao The Journal of Family Practice | Vol 70, No 8.

4. Conte S, & Vale P. (2017). Doença Arterial Periférica. Coração, Pulmão e Circulação, Volume 27, Número 4, P427-432.

5. Hamburgo NM, Creager MA. Patofisiologia da Claudicação Intermitente na Doença Arterial Periférica. Circ J. 2017 Fev 24;81(3):281-289. doi: 10.1253/circj.CJ-16-1286. Epub 2017 Jan 26. PMID: 28123169.

6. Criqui M, & Aboyans V. (2015). Epidemiologia da Doença das Artérias Periféricas. Circulation Research Compendium on Peripheral Artery Disease/AHA.116.303849.

7. Fowkes FG, Rudan D, Rudan I, et al. Comparação das estimativas globais de prevalência e factores de risco de doenças das artérias periféricas em 2000 e 2010: uma revisão e análise sistemática. Lancet 2013; 382:1329.

8. Eraso LH, Fukaya E, Mohler ER 3rd, et al. Doença arterial periférica, prevalência e análise do perfil do factor de risco cumulativo. Eur J Prev Cardiol 2014; 21:704.

9. Kröger K, Stang A, Kondratieva J, et al. Prevalência de doença arterial periférica - resultados do estudo Heinz Nixdorf recall. Eur J Epidemiol 2006; 21:279.

10. Kullo IJ, Bailey KR, Kardia SL, et al. Diferenças étnicas na doença arterial periférica no estudo da NHLBI Genetic Epidemiology Network of Arteriopathy (GENOA). Vasc Med 2003; 8:237.

11. Leeper NJ, Kullo IJ, Cooke JP. Genética da doença arterial periférica. Circulação 2012; 125:3220.

12. Rahman MM, Laher I. Alteração estrutural e funcional dos vasos sanguíneos causada pelo fumo do cigarro: uma visão geral dos mecanismos moleculares. Curr Vasc Pharmacol 2007; 5:276.

13. Lu L, Mackay DF, Pell JP. Meta-análise da associação entre o tabagismo e a doença arterial periférica. Coração 2014; 100:414.

14. Meijer WT, Hoes AW, Rutgers D, et al. Peripheral arterial disease in the elderly: The Rotterdam Study. Arterioscler Thromb Vasc Biol 1998; 18:185.

15. Eldrup-Jorgensen J, Flanigan DP, Brace L, et al. Estados hipercoaguláveis e isquemia dos membros inferiores em adultos jovens. J Vasc Surg 1989; 9:334.

16. Jude EB, Oyibo SO, Chalmers N, Boulton AJ. Doença arterial periférica em doentes diabéticos e não diabéticos: uma comparação da gravidade e do resultado. Diabetes Care 2001; 24:1433.

17. Criqui M, Matsushita K, Aboyans V, Hess C, Hicks K, Kwan T, & et al. (2021). Doença das Artérias Periféricas da Baixa Extremidade: Epidemiologia Contemporânea, Lacunas de Gestão e Direcções Futuras - Uma Declaração Científica da Associação Americana do Coração. Associação Americana do Coração, Inc - Revista.

18. Fowkes F, Aboyans V, Fowkes Freya, McDermott M, Sampson U, & Criqui M. (2016). Doença arterial periférica: epidemiologia e perspectivas globais. Nature Reviews - Cardiologia 14, páginas156-170 (2017).

19. Gerhard H, Gornik HL, Barrett C, Barshes NR, Corriere MA, Drachman DE, & et al. (2016). 2016 AHA/ACC Guideline on the Management of Patients With Lower Extremity Peripheral Artery Disease: A Report of the American College of Cardiology/American Heart Association Task Force on Clinical Practice Guidelines. Circulação. 2017;135(12):e726. .

20. McGee SR, Boyko EJ. Exame físico e isquemia crónica de isquemia de baixa extensão: uma revisão crítica. Arch Intern Med 1998; 158:1357.

21. Hennion D, & Siano K. (2013). Diagnóstico e Tratamento de Doenças Arteriais Periféricas. Academia Americana de Médicos de Família.

22. Hirsch AT, Criqui MH, Treat-Jacobson D, Regensteiner JG, Creager MA, Olin JW, & et al. (2001). Detecção, sensibilização e tratamento de doenças arteriais periféricas nos cuidados primários. JAMA. 2001;286(11):1317. .

23. Iftikhar J, Kullo, M.D, & Rooke T. (2016). Doença das Artérias Periféricas. N Engl J Med 2016.

24. Gerhard-Herman MD, Gornik HL, Barrett C, et al. 2016 AHA/ACC Guideline on the Management of Patients With Lower Extremity Peripheral Artery Disease: A Report of the American College of Cardiology/American Heart Association Task Force on Clinical Practice Guidelines. Circulação 2017; 135:e726.

25. Layden J, Michaels J, Bermingham S, et al. Diagnóstico e gestão da doença arterial periférica dos membros inferiores: resumo das orientações da NICE. BMJ 2012; 345:e4947.

26. van Zitteren M, Vriens PW, Heyligers JM, et al. Sintomas auto-reportados em questionários e lesões anatómicas em exames de ultra-sons duplex em doentes com doença arterial periférica. J Vasc Surg 2012; 55:1025.

27. Layden J, Michaels J, Bermingham S, & Higgins B. (2012). Diagnóstico e gestão da doença arterial periférica dos membros inferiores: resumo das orientações da NICE. BMJ. 2012;345:e4947.

28. McGee SR, & Boyko EJ (1998). Exame físico e isquemia crónica de isquemia de baixa extensão: uma revisão crítica. JAMA - Arch Intern Med. 1998;158(12):1357-136.

29. Peach G, Griffin M, Jones KG, Thompson MM, & Hinchliffe RJ (2012). Diagnóstico e gestão da doença arterial periférica. BMJ 2012;345:e5208.

30. van Reijen NS, Ponchant K, Ubbink DT, Koelemay MJW. Escolha do Editor - O Valor Prognóstico da Classificação WIFI em Pacientes com Isquemia Crónica de Membros: Uma Revisão Sistemática e Meta-Análise. Eur J Vasc Endovasc Surg 2019; 58:362.

31. Mills JL Sr, Conte MS, Armstrong DG, et al. The Society for Vascular Surgery Lower Extremity Threatened Limb Classification System: risk stratification based on wound, ischemia, and foot infection (WIfI). J Vasc Surg 2014; 59:220.

32. Serrano F, & Conejero A. (2007). Doença das Artérias Periféricas: Fisiopatologia, Diagnóstico, e Tratamento. Revista Española Cardiología.

33. Signorelli S, Marino E, Scuto S, & Di Raimondo D. (2020). Patofisiologia da Doença Arterial Periférica (DAP): Uma Revisão das Doenças Oxidativas. International Journal of Molecular Sciences,2020, 21, 4393.

34. Ulrich F, Sigrid N, & Belch J. (2019). Directriz sobre doença arterial periférica. European Journal of Vascular Medicine, 10-35.

35. Elfghi M, Jordan F, Dunne D, Gibson I, Jones J, et al (2021). O efeito da modificação do estilo de vida e do factor de risco nos resultados das doenças arteriais periféricas oclusivas: cuidados de saúde padrão versus programa estruturado - para um protocolo de ensaio controlado e aleatório. Elfghi et al. Trials (2021) 22:138.

36. Golledge J, Moxon JV, Rowbotham S, et al. Risco de amputação importante em pacientes com claudicação intermitente submetidos a uma revascularização precoce. Br J Surg 2018; 105:699.

37. Murphy TP, Cutlip DE, Regensteiner JG, et al. Exercício supervisionado, revascularização de stents, ou terapia médica para claudicação devido a doença aorto-ilíaca da artéria periférica: o estudo CLEVER. J Am Coll Cardiol 2015; 65:999.

38. Golledge J (2022). Actualização sobre a fisiopatologia e tratamento médico das doenças das artérias periféricas. Revisões da Natureza Cardiologia

39. Khan S, Cleanthis M, Smout J, Flather M, Stansby G. (2005). Modificação do estilo de vida na Doença Arterial Periférica. Eur J Vasc Endovasc Surg 29, 2-9 (2005).

40. Creasy TS, McMillan PJ, Fletcher EW, et al. A angioplastia transluminal percutânea é melhor do que o exercício para a claudicação? Resultados preliminares de um ensaio prospectivo aleatorizado. Eur J Vasc Surg 1990; 4:135.

41. Fakhry F, Fokkenrood HJ, Spronk S, et al. Revascularização endovascular versus gestão conservadora para claudicação intermitente. Cochrane Database Syst Rev 2018; 3:CD010512.

42. Pulli R, Dorigo W, Fargion A, et al. Comparação precoce e a longo prazo do tratamento endovascular das oclusões e estenoses da artéria ilíaca. J Vasc Surg 2011; 53:92.

43. Leville CD, Kashyap VS, Clair DG, et al. Gestão endovascular das oclusões da artéria ilíaca: alargamento do tratamento a doentes das classes C e D do Consenso Transatlântico Inter-Sociedade. J Vasc Surg 2006; 43:32.

44. Graham H, Khendi T, Solaru W. (2020) Evidence-Based Medical Management of Peripheral Artery Disease. Arterioscler Thromb Vasc Biol. 2020;40:541-553.

45. Biscetti F, Nardella E, Rando M, Cecchini A, Gasbarrini A, et al. (2021) Outcomes of Lower Extremity Endovascular Revascularization: Potential Predictors and Prevention Strategies. Int. J. Mol. Sci. 2021

46. Kazakov, Y. Lukin, I. Sokolova, N. Ivanova, O. Bakulina, A. (2019). Resultados de operações de revascularização das artérias dos membros inferiores em doentes com isquemia crítica e aterosclerose multifocal. Angiol Sosud Khir. 2019;25(3):114-121.doi: 10.33529/ANGIO2019317.

47. Bastos, F. Menyhei, G. Jongkind, V. Svetlikov, A. European Society for Vascular Surgery (ESVS) 2020 Clinical Practice Guidelines on the Management of Acute Limb Ischaemia.

48. Bonaca, M. Hamburgo, N. Creager, M. (2021). Gestão Médica Contemporânea da Doença Arterial Periférica. Circ Res. 2021 Jun 11;128(12):1868-1884. doi: 10.1161/CIRCRESAHA.121.318258. Epub 2021 Jun 10.

49. Arias F, Benalcázar S, Bustamante B, Esparza J, et al. (2022). Diagnóstico e tratamento de doenças vasculares periféricas. Revisão bibliográfica. Revista Angiología 00421 / http://dx.doi.org/10.20960/angiologia.00421

CONTEÚDO

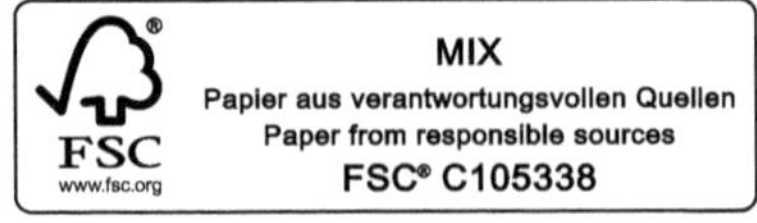

Printed by Books on Demand GmbH, Norderstedt / Germany